U0345090

农村义务教育
学生营养改善计划实施状况研究

任春荣　余蓉蓉　等著

科学出版社

北　京

内 容 简 介

农村义务教育学生营养改善计划自 2011 年秋季启动以来，取得的成就令人瞩目，但现有研究的数量、广度和深度远不能满足现实需求。本书采用问卷调查、实地调研、案例分析、比较研究等方法，全面研究营养改善计划的组织实施，对实施模式、政策实践效果、社会满意度等方面展开探讨，并分析了优秀试点和城市的供餐管理和实施经验，从国际视野介绍了学校供餐的制度、进展和经验。希望基于证据的研究结果能为相关领域的政策制定者和执行者提供参考和借鉴。

本书丰富了农村学校供餐和贫困地区学生营养领域的政策研究，也可作为农村教育、社会政策研究等相关领域学者、研究生的重要参考书。

图书在版编目（CIP）数据

农村义务教育学生营养改善计划实施状况研究 / 任春荣等著. —北京：科学出版社，2020.6
ISBN 978-7-03-064841-9

Ⅰ.①农…　Ⅱ.①任…　Ⅲ.①农村学校-中小学生-膳食营养-研究-中国　Ⅳ.①R153.2

中国版本图书馆 CIP 数据核字（2020）第 064258 号

责任编辑：付　艳　卢　淼　王　卿 / 责任校对：王晓茜
责任印制：李　彤 / 封面设计：润一文化

科学出版社 出版
北京东黄城根北街 16 号
邮政编码：100717
http://www.sciencep.com
北京建宏印刷有限公司 印刷
科学出版社发行　各地新华书店经销
*
2020 年 6 月第 一 版　开本：720×1000　B5
2020 年 6 月第一次印刷　印张：11 1/4
字数：200 000
定价：89.00 元

（如有印装质量问题，我社负责调换）

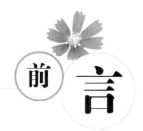

前言

　　2011 年，国务院办公厅印发《关于实施农村义务教育学生营养改善计划的意见》，决定以贫困地区和家庭经济困难学生为重点，启动实施农村义务教育学生营养改善计划（以下简称"营养改善计划"），提高农村学生营养健康水平，缩小社会贫富差距、地区和城乡差距，实现人民共享发展成果、共同富裕的最终目标。

　　营养改善计划以中央政府为主导在农村义务教育学校推广，吸取了各类社会组织的学生营养改善项目的工作经验。例如，希望厨房、春苗营养计划、免费午餐等项目，以及各地政府广泛开展的蛋奶工程的经验。根据世界粮食计划署的统计，2013 年，世界范围内至少有 3.68 亿学前儿童、小学生和中学生享有学校营养餐。学校供餐规模较大的国家有印度（1.14 亿）、巴西（4700 万）、美国（4500 万）和中国（3360 万）。截至 2016 年年底，中国共有 29 个省（自治区、直辖市）的 13.3 万所学校开展了营养改善计划，受益学生总数达到 3428.8 万人。全球 169 个国家的学校供餐实施状况调查显示，所有参与调查的国家的营养餐项目都覆盖了小学阶段，四成国家覆盖了学前阶段，两成国家覆盖了中学阶段。[①]我国营养改善计划同时覆盖了小学和初中阶段，覆盖范围走在世界前列。

　　我国的营养改善计划覆盖率扩展速度令世界瞩目，但覆盖率只是项目产出的一部分。作为一个试点政策，营养改善计划亟待开展全面研究，以便为其转化为正式政策提供智力支持。为此，我们撰写了本书，以期对国

---

① World Food Programme：2013-State of School Feeding Worldwide. https://documents.wfp.org/stellent/groups/public/documents/communications/wfp275245.pdf？_ga=2.103227392.1482237109.1567150623-1096281042.1567150623［2013-03-22］.

内该领域研究有所助益。

本书采用抽样问卷调查法、实地调研方法、案例分析法、国际比较法等，试图回答以下问题：惠民政策执行是否覆盖到目标群体？受益群体的营养水平是否得到改善？政策执行过程中存在哪些不足和障碍？这些不足和障碍是政策设计的原因还是执行的原因？国内国际有哪些好的经验值得我们借鉴？

国内关于学生营养学的研究较多，但营养改善计划组织实施方面的研究非常零散，实证研究的样本量有限。社会上有一种声音认为营养改善计划就是一份工作，没有研究价值，这与该领域研究薄弱有关。本书研究是国内较早开展的大规模农村义务教育学生营养改善计划调查。调查对象覆盖面广，涉及各方面的利益相关者，包括家长、学生、教师、从业者和管理者。研究方法全面，有文献研究、案例研究、实地调研和问卷调查等，保障了研究的质量。本书的学术价值在于率先较为全面地研究营养改善计划的组织实施，对实施模式、政策实践效果、社会满意度等方面展开探讨，抛砖引玉以推动相关研究，并为后续研究留下第一手宝贵资料。本书的实践价值在于为决策者和实践者提供政策建议和改进依据。例如，用数据分析结果说明了为什么食堂供餐模式效果最好；对国内优秀试点实施方式、其他国家做法的案例分析和介绍也有助于为我国实践领域的开拓提供可资借鉴的经验。

比较研究发现，我国营养改善计划最宝贵的经验在于各级政府的重视和行政效率高。在运转资金不足、制度还不完善的情况下，我国各级政府、有关部门及其工作人员没有等、靠、要，而是加班加点创新各种措施，使此计划能在短时间内大范围和高质量地铺开，使学生受益、农村家庭受益，促进了中华民族新一代儿童、少年身体素质的提高，促进了我国农村经济的发展，获得了民心以及国际社会的赞誉。但是，营养改善计划实施时间相对较短，存在着运营经费缺乏导致公用经费被挤占、从业队伍水平不高、学校供餐的营养水平不高等问题，有待改进。营养改善计划在实施初期阶段可以依靠工作人员和教师的热情和奉献弥补制度安排的缺陷，但长期如此下去，其对营养改善计划的运行是有害的，必须从顶层设计上解决从农村义务教育学生营养改善计划领导小组办公室（以下简称"营养办"）到学校食堂的运营保障问题。我们还需要认识到，营养改善计划不仅仅是通过吃一顿饭以提升身体素质，它也是食育的载体，是中国农业现代化开展早期教育的重要渠道，是传承中国饮食文化的关键环节。有关的饮食教育、劳动教育等需要适时跟进。

营养改善计划实施过程中面临的挑战和困难，是试点过程必然面临的状况，发现问题、解决问题正是开展试点的意义所在。随着治理体系和财政制度的完善，营养改善计划的各级政府和部门责任、各项实施制度会越来越明确，当下面临的困难与问题将会逐一解决。对营养改善计划的研究让我们认识到以下几点。

营养改善计划的实施有助于推动教育改革。营养改善计划提高了农村学生营养水平，提高了社会公平程度，其价值还在于着眼于学生的基本需要，实施营养改善计划和推广营养教育，从单纯关注办学条件和资助贫困学生转向关心贫困学生的基本生存、生活和发展，对于推动教育改革具有重大意义。

营养改善计划的实施有助于进一步厘清中央和地方的责权，推动各级政府开展多部门的合作，是对治理能力现代化的实践。对于政府来说，以往各类教育工程和计划多以投入和建设为主，校舍建设完成交付使用、仪器图书购买完成，工程和计划就结束了，而对于营养改善计划工作来说，建设食堂、购买设备只是一些基础性工作，后期资金投入是持续性的，食堂的运营和管理是常规的、更重要的工作。因此，该计划对地方政府的制度建设和治理能力提出了更高的要求。

营养改善计划的实施增加了推动现代学校制度改革的一个可操作性渠道，是打破封闭办学的一个良好开端。以往学校食堂运营完全由学校自己管理，营养改善计划要求学校建立膳食委员会参与营养餐的管理和监督，成为家校合作的重要方面，增进了学校、社区和社会的联系。

《国民营养计划（2017—2030 年）》将营养改善计划列为贫困地区重点人群营养干预的重要举措，也提出了因地制宜制订膳食营养指导方案，开展区域性的精准分类指导和宣传教育，营养改善计划的实施将逐步提高专业化水平，从而提高工作质量。本书只是对营养改善计划组织实施研究的一次粗浅尝试，该领域还呼唤营养学、课程开发、公共政策、管理学、后勤学等方面的学者加入，从不同角度全面开展研究，推动营养改善计划从试点转向常规的民生工作。

　　本书总体结构是，第一章介绍了学生营养干预的国际背景、我国农村学生营养问题、民间组织的公益行动、政府营养干预措施的演进、营养改善计划的政策规定和制度；第二章基于15个省（自治区）和新疆生产建设兵团的抽样调查数据，从县、校、职工、学生和家长角度分析了营养改善计划的实施状况和社会效果；第三章采取案例分析方法，介绍了国家试点县、地方试点县和发达城市实施学校供餐的经验；第四章从国际概述和国别经验两个角度阐述和预测国际社会开展学生营养改善计划的做法和趋势；第五章总结、概括了当前我国实施营养改善计划存在的问题，并提出政策改进建议。

　　本书不足之处敬请各位读者批评指正。

任春荣

2020 年 1 月 14 日于北京

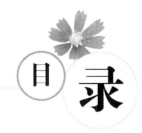

第一章

营养改善计划的政策演进与工作推进

第一节 营养改善计划的实施背景

世界粮食计划署在《世界范围内学校营养餐状况（2013）》（2013-State of School Feeding Worldwide）中指出，在全球范围内，包括学生营养、食品安全、卫生等一系列问题引起了各国政府的空前关注，许多国家都将学生营养改善工作视为一项增进公平、缩小社会差距的重要举措，并逐步将其纳入国家的主流政策体系。从某种意义上讲，学生营养改善工作取得的进展已成为衡量社会发展和进步程度的重要指标之一。

时任世界粮食计划署执行干事埃瑟琳·库桑认为，一直以来，我们都在努力促进全世界饥饿贫困人口从经济增长中受益，在此过程中，学校起到了举足轻重的作用。在学生成长过程中，学校持续每天提供校园餐，有助于降低辍学率，并为实现教育目标提供强有力的支持。校园餐可保证学生在优质教育条件下能够充分利用学习机会。学校供餐计划也是发展的催化剂，可起到安全网的作用，帮助弱势家庭和社区渡过经济危机和其他社会危机，而不会影响其营养均衡和粮食安全。学校供餐计划如果与本地农业生产联系起来，还能够帮助农民提高收入和推进农村经济发展。①

从世界范围看，欧美国家实行学校供餐已有 100 多年历史，最初都从扶助贫困学生开始，由民间及私人团体发起和运作。20 世纪初，英国有 300 多个私人慈善组织向学校中的贫困儿童供餐；在瑞士，由私人协会向全国大约 8%的

---

① 学校供餐成本如何. https://max.book118.com/html/2018/0220/154036417.shtm[2018-02-20].

小学生提供午餐。其他国家早期学生供餐也大多由民间团体首先推行。目前，欧美、日本、印度、巴西等国家都实施由政府主导的学校供餐，非洲国家仍旧依靠国际社会和慈善组织的援助。①

在我国，随着全面实施免费义务教育，农村义务教育逐步实现了从满足基本需求向改善教育品质、提高教育质量和从"有学上"到"上好学"的历史性转变，贫困地区、农村地区学龄儿童营养不足的问题逐渐受到关注。

一、农村学生营养政策演进

（一）学生饮用奶和学生营养餐政策

1992 年在罗马召开的全球性部长级营养会议通过了《世界营养宣言》和《世界营养行动计划》，包括中国在内的 159 个国家的代表作出承诺"要尽一切努力在 2000 年以前消除饥饿和营养不良"，但由于脱贫、"两基"等工作在农村发展和教育领域牵扯了较多投入和精力，我国当时并没有采取独立的学生营养干预政策。

2000 年起，我国开始实施国家学生饮用奶计划，并作为一项改善青少年营养与健康状况的措施列入《中国儿童发展纲要（2001—2010 年)》和《国务院关于基础教育改革与发展的决定》。国家学生饮用奶计划逐步向农村推广，学生饮用奶日供应量逐年增加。据统计，全国学生饮用奶日供应量由 2000 年的 35 万份增至 2010 年的 500 多万份。据中国疾病预防控制中心营养与食品安全研究所专家 2009 年对长沙市 520 名 4～6 年级小学生的调查，经常饮奶组学生与较少饮奶组学生相比，身高提高 1.2 厘米，体重提高 0.6 千克，坐高提高 0.6 厘米，桡骨和尺骨矿物质含量均增加 0.037 克/厘米。②中国学生饮用奶计划的实施注重政府引导和发挥市场机制并举，统一定点企业认定条件、统一使用"学生饮用奶"标识，建立奶源基地，鼓励定点生产企业之间、产品之间规范有序竞争，坚持学生自愿参与原则，鼓励多模式推广。学生饮用奶计划实施过程中的统一招标、统一配送等方式为营养改善计划实施过程中食材质量的保障提供了可借鉴的经验。

---

① 全国学生营养办. 国外学生营养餐怎么做？（一）——概述. http://www.moe.gov.cn/jyb_xwfb/xw_zt/moe_357/s6211/s6329/s6466/201303/t20130312_148488.html[2018-03-12].

② 田祖荫. 农村义务教育学生营养改善计划政策解读. https://www.docin.com/p-511932471.html[2017-10-30].

　　2001 年，国家经济贸易委员会联合教育部、卫生部制定、印发了《关于推广学生营养餐的指导意见》，要求各省会城市、计划单列市以及有条件的地区都要结合本地实际情况制定"十五"期间学生营养餐试点与推广计划及中长期规划，对学生营养餐生产企业的资格认定与生产、食物安全、发挥专业人员作用等方面提出了具体要求。学生营养餐工作率先促进了经济条件较好地区学生营养的平衡，也促进了我国食品工业的发展，增强了政府和社会对营养改善的认识，并为营养改善计划的学校供餐工作积累了管理经验。

（二）"一补"政策和食堂建设

　　2003 年，《国务院关于进一步加强农村教育工作的决定》提出在全国农村义务教育阶段实施"两免一补"政策，其中"一补"即补助家庭经济困难寄宿生生活费，其对于贫困学生的生活补助主要用于改善学生营养状况。2005 年，相关文件规定由地方落实国家扶贫开发工作重点县"一补"资金。2006 年，国家开始实施农村义务教育经费保障机制改革。2007 年，中央政府出台"一补"的补助标准，小学寄宿生生活费补助为每生每天 2 元，初中生则为 3 元，并且所有农村义务教育阶段中小学寄宿生都可以享受到生活费补助。到 2010 年，中央政府再一次提高补助标准，小学生每天 3 元，全年 750 元；初中生每天 4 元，全年 1000 元。2007—2010 年，中西部地区"一补"资金约 336 亿元，其中中央财政 157 亿元，地方财政 179 亿元。2010 年，中西部有 1228 万农村家庭经济困难寄宿生享受"一补"，占中西部农村义务教育寄宿生的 47%。[①]

　　农村义务教育学校生活设施改造力度也逐步加大，膳食条件得到不断改善。截至 2011 年，寄宿制工程共新增食堂 159.2 万平方米，占工程建设总面积的 10.6%。中西部农村初中校舍改造工程建设学生食堂 349.5 万平方米，占工程规划建设面积总数的 25.4%[②]，为营养改善计划的迅速推广奠定了物质基础。

（三）聚焦农村学生营养问题

　　2007—2009 年，中国发展研究基金会在广西的都安瑶族自治县和河北的张

---

　　① 田祖荫. 农村义务教育学生营养改善计划政策解读. https://www.docin.com/p-511932471.html [2017-10-30].

　　② 中国教育科学研究院"农村义务教育学生营养改善计划效益评估"课题组内部报告：农村义务教育学生营养改善计划报告，2017.

家口市崇礼区以学校供餐的方式开展了三年贫困地区学生营养改善试验。该基金会向企业募集资金，中国疾控中心负责指导和监督，地方政府负责执行试验。2008年，基于研究结果呈报的《从农村寄宿制学校入手，实施国家儿童营养改善战略》进入国家领导人视野。2008年10月，《中共中央关于推进农村改革发展若干重大问题的决定》明确提出要"完善义务教育免费政策和经费保障机制，保障经济困难家庭儿童、留守儿童特别是女童平等就学、完成学业，改善农村学生营养状况，促进城乡义务教育均衡发展"。2009年12月，《中共中央　国务院关于加大统筹城乡发展力度　进一步夯实农业农村发展基础的若干意见》提出："巩固和完善农村义务教育经费保障机制……逐步改善贫困地区农村学生营养状况。"

中国发展研究基金会2010年底的报告《建立学校供餐机制，改善农村学生营养》、2011年4月的《关于西部农村学校供餐实行普惠制的建议》等得到国家的采纳。《国家中长期教育改革和发展规划纲要（2010—2020年）》（以下简称《纲要》）明确提出要"增强学生体质……不断提高学生体质健康水平，提倡合理膳食，改善学生营养状况，提高贫困地区农村学生营养水平"。为贯彻落实《纲要》，提高农村学生尤其是贫困地区和家庭经济困难学生健康水平，在2011年10月26日召开的国务院常务会议上决定启动实施农村义务教育学生营养改善计划。会议决定，从2011年秋季学期起，以贫困地区和家庭经济困难学生为重点开始实施营养改善计划，膳食补助经费由中央财政负担，初步测算，国家试点每年需资金160多亿元，在集中连片特殊困难地区开展试点，为试点地区农村义务教育阶段的学生每生每天提供3元营养膳食补助。①

二、地方政府的先行先试

早在中央政府采取行动之前，各级地方政府已经开始探索改善农村学生营养的方法，为政府主导的学校供餐提供和积累了重要的基层经验。

（一）省级行动与探索

为提高农村中小学家庭经济困难学生的营养水平，促进学生健康成长，浙

---

① 温家宝主持召开国务院常务会议　决定启动实施农村义务教育学生营养改善计划. http://www.moe.gov.cn/jyb_xwfb/s6052/moe_838/201110/t20111026_125887.html[2017-10-26].

江省在 2005 年下发《农村中小学爱心营养餐工程实施办法》，对资助对象、资助标准、资助形式、就餐方式、资金管理等做了明确的规定，开始实施"农村中小学爱心营养餐工程"，为农村中小学低收入家庭子女（包括福利机构监护的未成年人、革命烈士子女、五保供养的未成年人以及低收入家庭条件子女）提供每周 2 至 3 餐荤素搭配、营养合理的营养餐。据统计，2005—2011 年，全省共投入资金 6.8 亿元，其中省级财政安排 4.1 亿元，全省 259 万人次学生吃上了"爱心营养餐"。①

自 2007 年开始，陕西省山区贫困县凤县、宁陕县、太白县等地关注山区贫困家庭孩子的营养健康保障问题，先后开始探索实践"蛋奶工程"。陕西省从 2009 年秋季开始，在全省义务教育阶段中小学生中倡导逐步实施"蛋奶工程"，为义务教育阶段家庭经济困难学生、农村寄宿学生按照每生每天 2 元标准提供补助，保证学生在校期间，每天为学生供应一袋牛奶、一个鸡蛋或营养价值相当的食品，以改善学生营养状况，促进学生健康成长。

为提高宁夏中南部地区中小学生的营养健康水平，宁夏从 2010 年秋季学期开始，在中南部地区农村义务教育阶段公办学校实施"营养早餐工程"，并将这项工作列为自治区政府 2010 年十项民生计划为民办的实事之一。每年自治区政府财政提供近 5000 万元资金，免费为南部山区 1500 多所中小学校的 37.5 万名学生在校期间每天早晨提供一个熟鸡蛋，受惠学生约占全区农村义务教育学生总数的 60%。②

重庆市自 2010 年开始实施"中小学生营养促进工程"，通过政府引导和推动，建设农村学校食堂、推进饮用奶计划、实施鸡蛋供给计划、提供爱心午餐，逐步改善全市中小学生尤其是贫困家庭学生的营养状况，增强青少年体质。

（二）市县级的行动与探索

市县级探索案例更多，本部分仅选择一个市级一个县级的作为代表加以介绍。

2008 年，广西柳州市开始实施贫困县农村义务教育阶段学生免费午餐工

---

① 浙江省扎实实施"爱心营养餐工程"促进每一个农村贫困学生健康成长. http://www.moe.gov.cn/jyb_xwfb/s6192/s222/moe_1742/201111/t20111123_126992.html[2017-11-23].

② 陈晓东. 宁夏中南部中小学启动实施"营养早餐工程". http://www.jyb.cn/basc/xw/201009/t20100912_388219.html[2018-09-12].

程，实施过程中柳州市探索出一系列资金规范管理的措施，成立免费午餐"清算小组"，小组成员由社区代表、家长代表、教师代表、学生代表等组成，要经过清算小组成员在每月的报表上审核签字后方能报账。核对内容包括一个月的采购单、学生食堂饮食安排表、资金支出报表单，以及学生代表每天登记的营养餐用餐情况。为了保障资金按时足额到位，广西柳州市、县财政规定，所需资金足额列入本级财政年度教育事业支出预算，县设立免费午餐资金财政专户，确保专款专用，并在每月末10日内，及时足额预拨下月免费午餐专项资金到学校。引入社会监督力量，保障资金投入的做法对国家实施营养改善计划具有非常好的借鉴意义。①

山东省临邑县实施了"热水热饭工程"，采取的模式是政府负责运营支出，家长负责食物支出。2009年以来，该县教育主管部门改革学校食堂经营管理体制，把全县所有对外承包的食堂收归学校自主管理经营，进行零利润运营，先后投入400多万元改造了所有学校食堂，配备了相关配套设施，全县2.1万名住校生，每人每天交上六七元就能吃上卫生安全、荤素搭配、三餐不重样的热饭热菜，随时喝上热水，在食堂就餐的学生比过去增加了60%，为促进学生身体健康提供了基础性保障。②

三、我国民间组织的公益行动

2008年中国扶贫基金会启动"爱加餐"项目，旨在通过营养加餐、爱心厨房和营养宣教等方式，有效改善贫困地区儿童的营养状况。截至2014年，项目覆盖四川、云南、湖北、湖南、广西、贵州、辽宁7个省（自治区）24个市51个偏远山区的县区，为贫困地区儿童提供了近3200万份的营养加餐，建立了600多个标准化的爱心厨房，受益学生约20万名。③

2009年，共青团中央、中国青少年发展基金会发起"希望厨房"公益项目，

① "清算小组"：让学生免费午餐吃得放心. https://news.sina.com.cn/o/2012-05-07/043924376751.shtml [2018-05-07].
② 石少军，高德刚. 临邑"热水热饭工程"经验全国推广. http://roll.sohu.com/20111228/n330497264.shtml[2017-12-28].
③ 捐一元献爱心送营养. http://www.bjdcfy.com/huodongfangan/xxyyjhdfa/2016-1/637080.html[2018-01-01].

主要由厨房维修改造、厨房设备配备、营养知识普及等部分组成，为贫困山区的小学提供包括蒸饭柜、电磁大锅灶、开水器、冰柜等在内的一整套厨房设备。2010 年，九阳股份有限公司与中国青少年发展基金会签订捐赠协议，在中国青少年发展基金会设立九阳希望基金，自 2010 年起十年内捐赠 5000 万元，用于贫困地区 1000 所学校援建"九阳希望厨房"。2014 年，项目增加了食育内容。①

2011 年 3 月，由邓飞等 500 多名记者和国内数十家媒体联合中国社会福利基金会发起的公益项目——"免费午餐"正式启动，倡议每天捐赠 3 元为贫困地区学童提供免费午餐。中国社会福利教育基金会帮助他们分立"免费午餐"专项基金，实现全国合法公募，保证免费午餐项目资金的持续供给。②

2011 年 5 月，安利公益基金会与中国关心下一代工作委员会合作共同启动开展"春苗营养计划"。"春苗营养计划"通过为中西部贫困省份的农村学校配备"春苗营养厨房"，培训厨房管理员，让孩子们能吃上搭配合理、营养均衡的饭菜。截至 2014 年 9 月，"春苗营养计划"已覆盖全国 20 个省（自治区、直辖市）、200 多个县，总计建成 3000 余间春苗营养厨房，培训 3500 多名厨房管理员，受益儿童达到 155 万名。③

各社会公益组织或机构对于改善贫困学生营养状况的公益实践为政府实施"营养改善计划"做出了有意义的探索，为营养改善计划的顺利推行奠定了良好的基础。同时，政府的营养改善计划的推行燃起了一些民间组织关心学生营养的热情，例如，实事助学基金会在中央政府没有覆盖到的地方开展"课间营养餐"项目，成为国家行动计划的有益补充。

"课间营养餐" 项目④

2013 年 9 月，实事助学基金会陆续在湖南省吉首市、福建省长汀县、河北省博野县和阜平县的 14 所农村中小学启动"课间营养餐"项目，从提高

---

① 九阳希望厨房. https://baike.baidu.com/item/九阳希望厨房/3036327[2018-09-10].

② 免费午餐. https://baike.baidu.com/item/%E5%85%8D%E8%B4%B9%E5%8D%88%E9%A4%90/10010467? fr=aladdin[2018-09-12].

③ 春苗营养计划. https://baike.baidu.com/item/%E6%98%A5%E8%8B%97%E8%90%A5%E5%85%BB% E8%AE%A1%E5%88%92/15953542? fr=aladdin[2018-09-12].

④ 实事助学基金会福建项目工作纪实：实事助学，筑梦未来！. http://www.sohu.com/a/149496953_653117 [2017-06-16].

农村孩子的身体素质入手，每天为在校贫困学生提供一杯奶、一个蛋、一块面包。

"课间营养餐"项目从筹备起就着力在"精细化"方面下功夫。一是加强组织领导。成立了省、县两级工作领导小组，分别由省教育厅和县委县政府主要领导任组长。领导小组下设项目实施和监督两个小组，两组成员独立工作，形成了有效的执行和监管机制。二是完善工作制度。制定了省、县两级项目工作方案和实施、监督两个细则，对工作任务和进度进行周密部署，严格规范项目的组织实施和监管流程。项目学校制定了详细可行的工作制度，做到每一盒奶、每一个蛋都有账可查、有源可溯。三是责任落实到人。除各级工作小组有明确的职责分工外，各项目学校的校长是第一责任人，各工作环节还有专人负责。为有效应对突发事件，项目学校制定了突发事件应急预案，从主动防控入手，提出了"防鼠、防盗、防破坏"的要求，从食品的源头抓起，实行全过程的跟踪管理，在储存室安装了监控、恒温恒湿、防鼠防盗等设施设备，尽量防止各种不测事件的发生。四是加强过程监督。监督小组定期对项目实施情况进行督查，并形成督查意见责成整改，保证项目实施不走样。

实事助学基金会以"课间营养餐"项目实施为契机，在提高学生身体素质的同时，辐射和带动项目县的义务教育内涵发展和质量提升。一是做好宣传教育工作。项目学校充分利用国旗下讲话、课间集会、学校广播、宣传栏、手抄报、班队会、家长会等形式，开展诚信、励志、感恩教育，激励学生积极奋发向上、努力成长成才。项目学校通过新闻媒体报道项目实施成效，在社会上掀起关心农村教育、热心公益助学的热潮。二是全面改善项目学校办学条件。"课间营养餐"项目的实施推动了项目学校标准化建设，使其成为农村义务教育学校的标杆，辐射和带动了其他学校的发展。三是提高师资水平和教育质量。在"课间营养餐"项目的带动下，项目县通过"请进来"与"走出去"相结合的师资帮扶方式，着力提升教师教育教学整体水平。四是试点推广"课间营养餐"项目。福建省长汀县通过节约"三公"经费支出等形式，自筹资金把"课间营养餐"项目扩大到红山等五个贫困乡镇的所有农村学校及五个项目学校的学前班，让更多的学生受惠。

在项目实施过程中，实事助学基金会勤于探索，创新工作机制，建立起一套严密的测量、追踪和评估办法。以福建省为例，跟踪测量结果表明，项目学校学生在实施课间营养干预前后营养不良率分别为 34.3%和 9.9%，项目学校学生和对照学校学生的营养不良率分别为 9.9%和 29.4%，项目实施成效明显。

第二节 营养改善计划的启动

2010 年的全国学生体质与健康调研结果显示：学生的营养状况继续得到改善，低体重及营养不良检出率进一步下降，且基本没有重、中度营养不良的问题，尤其是农村学生的改善幅度较大。2010 年，城市男生、城市女生、乡村男生、乡村女生 7～22 岁年龄组轻度营养不良检出率比 2005 年分别降低 0.02 个、0.21 个、0.27 个、0.27 个百分点。城市男生、城市女生、乡村男生、乡村女生 7～22 岁年龄组低体重检出率比 2005 年分别降低 1.40 个、0.78 个、2.80 个、1.35 个百分点。①

尽管前期试点和部分地区行动探索取得了初步成效，但仍存在一些突出问题。中国发展研究基金会对青海、云南、广西、宁夏等西部 4 省（自治区）的一项抽样调查显示：农村学生生长迟缓率近 12%，低体重率达 9%，身高和体重均明显低于同年龄段儿童正常值。现行"一补"政策覆盖面偏小、标准偏低。2010 年，中西部有 1228 万农村家庭经济困难寄宿生享受"一补"，只占中西部农村义务教育在校生的 13%。中西部地区有一些学校的食堂、宿舍等生活设施建设相对落后。据测算，仅中西部农村义务教育阶段食堂建设缺口所需资金就达 790 多亿元。②

仅靠地方现有的投入水平难以解决上述问题，迫切需要国家启动实施农村学生营养改善计划。为提高农村学生营养健康水平，2011 年 11 月，国务院办公厅印发《关于实施农村义务教育学生营养改善计划的意见》，决定以贫困地区和家庭经济困难学生为重点，启动实施营养改善计划。

① 田祖荫. 农村义务教育学生营养改善计划政策解读. https://www.docin.com/p-511932471.html[2017-10-30].
② 让每一分钱都"吃"到孩子嘴里——解读农村义务教育学生营养改善计划. http://epaper.gmw.cn/gmrb/html/2012-02/21/nw.D110000gmrb_20120221_1-06.htm? div=-1[2012-02-21].

一、试点政策的实施模式

（一）试点先行、以点带面

营养改善计划的实施范围包括国家试点 699 个县及新疆生产建设兵团 19 个团场，含六盘山区、秦巴山区、武陵山区、乌蒙山区、滇桂黔石漠化区、五滇西边境山区、大兴安岭南麓山区、燕山—太行山区、吕梁山区、大别山区、罗霄山区等 11 个集中连片特困地区和明确实施特殊政策的西藏、四省藏区、新疆南疆三地州以及新疆生产建设兵团 19 个团场。2017 年，新增 11 个国家试点县（新疆阿克苏地区 9 个县、安徽省 1 个县、四川省 1 个县）。中央财政为试点县的所有农村义务教育学生提供每人每天 3 元标准的营养膳食补助。扣除 13 周的寒暑假、国家法定节假日，学生全年在校时间为 195 天，按 200 天计算，中央财政每年安排 160 亿元资金。①试点地区和学校在营养食谱、原料供应、供餐模式、食品安全、监管体系等方面积极探索，积累稳步推进农村义务教育学生营养改善计划的经验。试点工作由省级人民政府统筹，市、县级人民政府具体组织实施。

鼓励地方试点，实施范围由各省以贫困地区、民族地区、边疆地区、革命老区等为重点，因地制宜，自主确定。对于工作开展较好并取得一定成效的省份，中央财政给予奖励性补助。

（二）软硬兼施、逐步改善

一方面，国家在硬件上改善学校食堂和学生就餐条件。中央财政统筹"农村校舍维修改造长效机制""中西部农村初中校舍改造工程""全国中小学校舍安全工程""义务教育薄弱学校改造计划"等项目，尤其是在"薄弱校改造计划"中专门安排食堂建设资金，以学生食堂为重点建设内容，对中西部地区农村学校改善就餐条件进行补助，并向国家试点地区适当倾斜。

另一方面，加强制度建设和营养教育。国家相关部门通过发布文件，建立健全食品安全保障机制、就餐管理制度；落实国家教学计划规定的健康教育时间，普及营养科学知识，培养科学的营养观念和饮食习惯。2012 年，教育部等

---

① 田祖荫. 农村义务教育学生营养改善计划政策解读. https://www.docin.com/p-511932471.html[2017-10-30].

十五部门联合印发了《农村义务教育学生营养改善计划实施细则》等五个配套文件，进一步规范了对农村义务教育学生营养改善计划实施工作的管理，切实有效地改善了农村学生营养健康状况。配套文件分别从食品安全保障管理、学校食堂管理、实名制学生信息管理、信息公开公示等方面做了明确规定和要求。

（三）政府为主、协同推进

实施"营养改善计划"的过程全面体现了政府主导、地方为主和社会参与的原则。就政府主导而言，中央有关部门重在"指导"，而地方各级政府重在"落实"。地方为主则明确了地方各级政府组织实施工作的侧重点，省级政府重在"统筹"，市级政府重在"协调"，县级政府重在"实施"。

政府主导体现为：一是补助资金主要由政府提供，包括①营养膳食补助。国家为试点县所有义务教育阶段学生每生每天提供 4 元（2014 年以前为 3 元）营养膳食补助，每年大约投入 190 亿元。②食堂建设资金。实行学校供餐必须要有食堂，针对很多贫困地区中小学没有食堂的实际，中央财政专门安排资金用于农村学校食堂建设，改善学生就餐条件。③各地政府均为营养改善计划成立了专门办事机构。二是组织实施由地方政府主导。

就社会参与而言，积极鼓励共青团、妇女联合会等人民团体，居民委员会、村民委员会等有关基层组织，以及企业、基金会、慈善机构，在地方人民政府统筹下，积极参与推进农村义务教育学生营养改善工作，在改善就餐条件、创新供餐方式、加强社会监督等方面积极发挥作用。

（四）因地制宜、创新机制

在供餐模式的选择上，各地因地制宜，不断创新机制，合理选择供餐模式。对于寄宿制学校或达到一定规模、有食堂或者可以配备食堂的学校，可实行食堂供餐。对于目前没有食堂的学校，可以向具备资质的餐饮企业、单位集体食堂购买供餐服务。偏远山区的学校或教学点，可以在有关部门批准的前提下实行个人或家庭托餐，尤其是"一师一校"教学点一般采用这种方式。食品原料除外购以外，有条件的农村学校可以适度开展勤工俭学，补充食品原料供应。供餐内容不一定非要统一，关键是要就地取材、合理搭配、保证营养。

二、试点工作的推进

（一）加大资金投入，提高补助标准

为持续改善集中连片特困地区义务教育阶段学生营养状况和身体素质，针对营养改善计划实施中的困难和问题，2014 年中央财政安排资金 9.4 亿元，将营养改善计划国家试点地区补助标准从 3 元提高到 4 元，达到每生每年 800 元，新标准从 2014 年 11 月起执行，加上自 2011 年秋季起"一补"政策补助标准的提高，寄宿生加上"一补"后达到每天 8～9 元。同时，继续鼓励各地以贫困地区、民族地区、边疆地区、革命老区等为重点，因地制宜开展营养改善地方试点，中央财政对开展地方试点的省份按照不高于国家试点标准的 50%给予奖励性补助。自 2011 年秋季学期到 2017 年，中央财政营养膳食补助累计支出 1047.30 亿元，其中西部地区累计支出 732.09 亿元，中部地区累计支出 309.25 亿元，东部地区累计支出 5.96 亿元。地方财政累计支出 411.64 亿元，其中西部地区累计支出 331.60 亿元，中部地区累计支出 40.04 亿元，东部地区累计支出 40 亿元。[①]

（二）推进食堂建设，改善就餐条件

为更加有效实施营养改善计划，2012 年以来，中央财政累计安排近 300 亿元专项资金，重点支持试点地区学校食堂建设，现已完成食堂建设项目 6.85 万个，新建、改造食堂面积达 2563 万平方米，购置了价值 21.97 亿元的厨房设施设备，为以学校食堂供餐为主的模式提供了有力支撑。各地本着"节俭、安全、卫生、实用"的原则，统筹食堂建设编制规划，突出工作重点，狠抓关键环节，严格项目管理，不断加快学校食堂建设步伐，学校供餐能力显著提高，学生就餐条件明显改善。2016 年农村义务教育学生营养改善计划专项督导报告指出：全国累计开工建设学生食堂面积 2567 万平方米，占批复建设面积数的 98.6%。已竣工 2357 万平方米，占批复建设面积数的 97.5%，高于 2015 年同期 6 个百

[①] 中国教育科学研究院"农村义务教育学生营养改善计划效益评估"课题组内部报告：农村义务教育学生营养改善计划，2017.

分点。全国实施学生营养改善计划的 13.7 万所学校中，实行学校食堂供餐的比例为 72.3%。其中，国家试点县学校实行食堂供餐比例为 73.9%，比 2015 年同期增长 6.9 个百分点。[①]

（三）切实加强监管，保障"两个安全"

各地各校以食品和资金"两个安全"为重点，通过建立健全学校食品安全和财务管理制度，努力确保每一份营养餐都吃得安全，每一元钱都用到学生餐中。各地按照全国学生营养办《关于贯彻落实新食品安全法 进一步提升营养改善计划食品安全保障水平的通知》要求，认真抓好落实，努力解决营养改善计划中出现的食品安全问题，进一步提升营养改善计划食品安全保障水平。各地落实营养改善计划专项资金管理办法，实行粮、油、面等大宗原材料"四统"（统一招标、统一采购、统一分配、统一运送）政府采购制度，实行专户管理、专账核算、集中支付、专款专用，确保资金使用安全、规范和有效，同时，通过专项督导，使各地在实施过程中存在的问题逐一得到整改落实。营养改善计划实施以来，全国没有发生一起重大食品安全和资金安全事故，个别偶发事故都得到了及时处置，食品和资金"两个安全"得到切实保障。

（四）保证公开公示，打造阳光工程

相关部门制定专门的管理办法，要求各地及时公开公示营养改善计划的有关政策措施的落实、推进情况。教育部门户网站设立了营养改善计划专题网页，解答政策、介绍工作动态、公布监督举报电话并展示各地实施情况，展播国家试点县工作视频。2015 年，教育部全国学生营养办委托中国发展研究基金会开展"阳光校餐"项目试点，建立阳光校餐数据平台，通过互联网、大数据对农村义务教育学生营养改善计划的实施工作进行创新性监督、评估。

（五）扩大地方试点，推进贫困县全覆盖

按照《关于实施农村义务教育学生营养改善计划的意见》的规定，从 2011 年秋季学期起，对连片特困地区以外的地区，各地应以贫困地区、民族地区、

---

① 中国教育科学研究院"农村义务教育学生营养改善计划效益评估"课题组内部报告：农村义务教育学生营养改善计划，2017.

边疆地区、革命老区等为重点，因地制宜地开展营养改善试点工作，逐步改善农村家庭经济困难学生营养健康状况。2016 年 8 月，《教育部办公厅国家发展改革委办公厅　财政部办公厅关于进一步扩大学生营养改善计划地方试点范围实现国家扶贫开发重点县全覆盖的意见》发布，相关部门通过签订省部协议书、建立双月通报制度、开展专项督导检查等措施，指导河北、山西、内蒙古、黑龙江、吉林、安徽、江西、河南、湖南、海南等十省（自治区）人民政府启动实施有关工作。中央财政安排落实奖补资金，帮助相关省份解决实际困难。2017 年底，88 个国家扶贫开发重点县全部实现全覆盖目标，新增约 300 万名学生享受到这项民生工程。总体来看，到 2017 年，全国实施营养改善计划的地方试点县有 886 个，比 2012 年增加 405 个，覆盖学校已达 5.88 万所。①

三、试点工作的阶段性效果②

按照营养改善计划的政策设计，中国疾病预防控制中心营养与健康所（以下简称"中国疾控中心营养所"）承担了营养改善计划的营养健康监测评估工作。2012—2017 年，逐年对 22 个省的 699 个国家试点县开展常规监测，并选择了其中 50 个县实施重点监测，为营养改善计划的进展情况提供及时反馈，为政策调整提供数据支持。

（一）供餐情况

1. 食堂供餐比例增加

随着近些年营养改善计划的实施，学校食堂建设资金的逐步投入，监测学校配备食堂的比例日益增加。中国疾控中心营养所组织的监测显示，学校配备食堂的比例从 2013 年的 60.8%，逐年增加到 2016 年的 82.3%；学校食堂同时配套桌椅的学校比例同样逐年增加（图 1-1）。其中，初中学校或西部学校配备食堂的比例增长更为明显，这些都为推广学校食堂供餐奠定了物质基础。

---

① 中国教育科学研究院"农村义务教育学生营养改善计划效益评估"课题组内部报告：农村义务教育学生营养改善计划报告，2017.

② 本节以下相关数据分析结果均来源于中国疾病预防控制中心营养与健康所 2012—2017 年对 22 省的 699 个国家试点县开展的"学生营养改善计划"的营养健康监测。

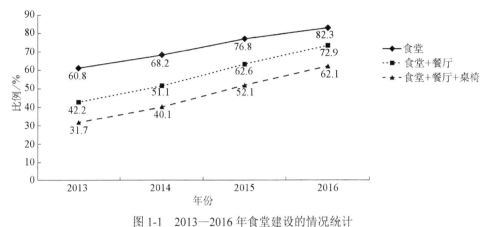

图 1-1　2013—2016 年食堂建设的情况统计

资料来源：中国疾控中心营养所承担的营养健康监测评估

在实施营养改善计划过程中，学校食堂供应一日三餐的比例逐渐增加，整体而言，监测学校的学生每天吃到三餐的比例由 2012 年的 89.6%上升到 2017 年的 92.6%（图 1-2），学生的缺课率明显下降。

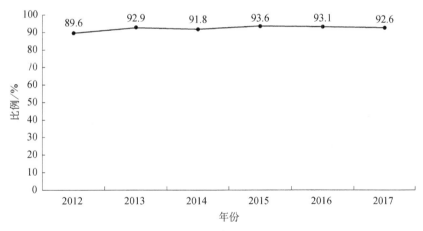

图 1-2　重点监测县中小学生每天吃到三餐的情况统计

资料来源：中国疾控中心营养所承担的营养健康监测评估

2. 食物供应结构待完善

根据中国疾控中心营养所组织的监测，从实施"营养改善计划"以来，学校食堂的食物供应整体呈增加趋势，尤其是粮谷类食物和禽畜肉类供应充足的比例增加，但食物供应结构有待进一步完善。2017 年 8 月，原国家卫生和计划生育委员会颁布的卫生行业标准《学生餐营养指南》（WS/T 554—2017）为我国学校供餐提供了有力的技术指导和科学支持。与该标准相比，"营养改善计划"试点学校的食物供应品种比较单一，呈现出谷薯类禽畜肉类充足、蔬菜及豆制品不足、奶类严重不足的特点（图1-3）。监测中也观察到基层人员迫切需要均衡膳食的科学指导，学校食堂营养配餐能力不足。

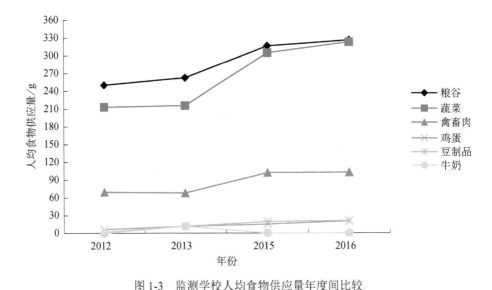

图1-3　监测学校人均食物供应量年度间比较

注：2014年数据缺失

资料来源：中国疾控中心营养所承担的营养健康监测评估

（二）学生营养状况

身高和体重是反映学生营养状况的基础指标。2017年，营养改善计划试点地区男、女生各年龄段的平均身高比2012年的高1.9厘米和2.0厘米（图1-4，图1-5），平均体重多1.3千克和1.4千克，高于全国农村学生平均增长速度。其中，12岁和13岁儿童的平均身高增长最为明显（图1-6），这一年龄组也是从2012年小学一年级入学以来，到目前一直受惠于"营养改善计划"的年龄段。总体而言，监测学生的生长迟缓率缓慢下降，贫血率也从2012年度的17%左右逐步降低到2016年度的7%左右，这些都说明营养改善计划的长期实施在一定程度上改善了我国贫困农村学生营养不良、生长迟缓的状况，营养改善计划为农村学生身体健康、学习能力和未来劳动生产率提高奠定了基础。

　　值得注意的是，试点县学生的生长发育状况仍在全国处于相对落后水平，而超重肥胖等现象开始逐渐显现，从 2012 年度的 9%左右，逐步增长到 2017 年的 11%左右。

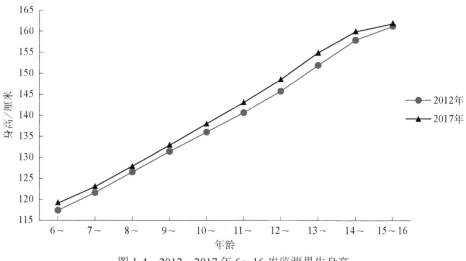

图 1-4　2012—2017 年 6～16 岁监测男生身高

资料来源：中国疾控中心营养所承担的营养健康监测评估

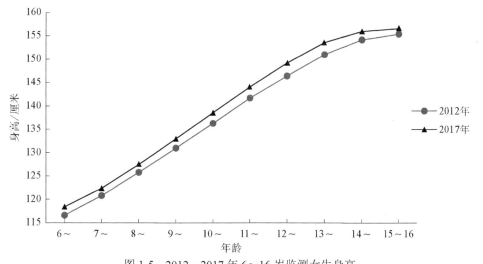

图 1-5　2012—2017 年 6～16 岁监测女生身高

资料来源：中国疾控中心营养所承担的营养健康监测评估

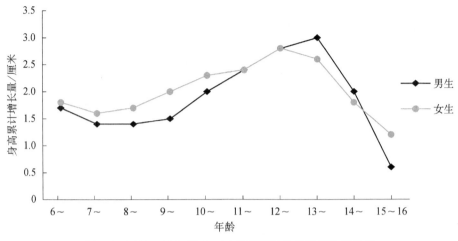

图1-6 2012—2017年6～16岁监测学生身高累计增长量

资料来源：中国疾控中心营养所承担的营养健康监测评估

中国疾控中心营养所针对监测中发现的基层营养配餐能力不足和营养知识匮乏的状况，组织试点省、县疾控中心与教育部门合作，开展均衡膳食指导及营养健康宣传教育，发布了卫生行业标准《学生餐营养指南》，开发"学生电子营养师"营养配餐软件，出版《分地区农村学生膳食营养指导手册》等科普书籍指导学校合理供餐，还编写发放《健康校园》《食育》《初中生营养知识问答》等系列丛书，以及营养健康张贴画、折页等科普材料，用通俗易懂的语言向学生介绍营养健康知识，有力地推动了营养改善计划朝着科学合理的方向顺利实施。

第三节　营养改善计划的制度建设

为了实施好营养改善计划，让学生既能吃得饱、吃得好，又能吃得营养、吃得安全，依靠制度设计促进管理科学化、规范化是基础保障。自2011年开展营养改善计划工作以来，中央政府先后制定和出台了10余项管理制度，内容覆盖营养改善计划的实施细则、食品安全保障管理、专项资金管理、信息公开公示、应急事件处理等。这些管理制度明确规定了中央各部门、地方各级政府、试点学校以及供餐单位的职责，规范了食堂建设、餐食制作、资金拨付和使用等工作各个环节的操作规范,努力让营养改善计划每项工作都有规可依、有章可循。

一、管理体制

营养改善计划工作涉及面广、安全压力大,需要各级政府、各有关部门共同努力。为了提高管理的精细化和规范化水平,营养改善计划在国务院统一领导下,实行地方为主、分级负责、各部门各方面协同推进的管理体制,政府起主导作用。

(一)中央管理机构的职责

中央政府专门成立全国农村义务教育学生营养改善计划领导小组,统一领导和部署营养改善计划的实施。领导小组的成员单位包括教育部、财政部、国家发展和改革委员会、中宣部、公安部、国家市场监督管理总局、农业农村部、国家卫生健康委员会、全国供销合作总社、共青团中央、中华全国妇女联合会。领导小组办公室设在教育部,简称全国学生营养办,负责营养改善计划实施的日常工作。

各有关部门共同参与营养改善计划的组织实施,各司其职、各负其责。教育部门牵头负责营养改善计划的组织实施,会同有关部门做好实施方案,建立健全管理机制和监督机制。财政部门负责加大资金投入、落实专项资金、监管资金、提高经费使用效益。食品药品监管部门负责餐饮服务食品安全监管,会同有关部门制定不同供餐模式的准入办法,加强业务指导和监督管理。卫生部门负责食品安全风险监测与评估等工作,对营养改善计划提出指导意见,开展营养知识宣传教育和营养健康状况监测评估。

(二)地方政府的职责

《农村义务教育学生营养改善计划实施细则》规定,营养改善计划实施主体为地方各级政府。地方政府建立了主要负责人负总责,分管负责人分工负责的工作机制,明确了地方各级政府的工作职责,确保营养改善工作落实到位。

省级政府负责统筹组织。根据本地区经济社会发展的实际情况,省级政府负责制订本地区实施工作方案和推进计划,统筹规划国家试点和地方试点;统筹制定相关管理制度和规范；统筹安排资金，改善就餐条件；统筹监督检查等。市级政府负责协调指导，督促县级政府和有关部门严格履行职责，认真实施营养改善计划，加强工作指导和监督检查。

县级政府是学生营养改善工作的行动主体和责任主体，负责营养改善计划的具体实施。具体职责包括制订实施方案和膳食营养指南或食谱，确定供餐模式和供餐内容，建设、改造学校食堂（伙房），制定工作管理制度，加强监督检查，对食品安全和资金安全负总责，主要负责人负直接责任。教育、财政、发展改革、卫生、食品药品监管、农业、质检、工商等部门共同参与营养改善计划的组织实施，根据部门职能，各司其职、各负其责。学校是实施主体，负责营养改善计划的具体组织实施和日常管理。

二、供餐内容与模式

由于我国各地存在自然环境、气候条件、民族习俗、社会经济发展水平等差异，各地区在饮食结构和饮食习惯方面有所不同。为满足不同区域学生的饮食需求，《农村义务教育学生营养改善计划实施细则》规定，在营养改善计划实施过程中，试点县和学校可根据地方特点，按照安全、营养、卫生的标准，因地制宜确定适合当地学生的供餐内容。

（一）供餐形式以午餐为主

《农村义务教育学生营养改善计划实施细则》规定，供餐形式以完整的午餐为主，无法提供午餐的学校可以选择加餐或课间餐。供餐食品必须符合有关食品安全标准和营养要求，确保食品新鲜安全。供餐食品特别是加餐应以提供肉、蛋、奶、蔬菜、水果等食物为主，不得以保健品、含乳饮料等替代。有条件的学校可适度开展勤工俭学，补充食品原料供应。此外，试点县和学校应参照有关营养标准，结合学生营养健康状况、当地饮食习惯和食物实际供应情况，科学制订供餐食谱，做到搭配合理、营养均衡。

（二）供餐模式以食堂供餐为主

试点县和学校根据不同情况，确定供餐模式，以学校食堂供餐为主，企业

（单位）供餐模式为辅。对一些偏远地区暂时不具备食堂供餐和企业（单位）供餐条件的学校和教学点，可实行家庭（个人）托餐。试点地区应加快学校食堂（伙房）建设与改造，在一定过渡期内，逐步以学校食堂供餐替代校外供餐。

三、食堂建设与管理

学校食堂供餐是最受学生欢迎、较为安全有效的供餐模式。为推进学校食堂供餐，中央财政安排了专项资金，重点支持国家试点地区学校食堂建设。

（一）食堂建设要达到餐饮服务许可标准

首先，食堂建设要合理规划、统筹布局。《教育部　财政部　关于进一步加强和规范农村义务教育学生营养改善计划食堂建设工作的通知》指出，地方政府在统筹规划食堂建设的过程中，要充分考虑城镇化进程、学龄人口变化趋势等因素，科学测算实际需要。项目学校必须是长期保留的学校，避免闲置浪费。

其次，食堂建设要坚持标准。食堂建设的文件要求各地统筹安排农村中小学校舍维修改造长效机制资金和中西部农村初中校舍改造工程项目，将学生食堂列为重点建设内容。学校食堂建设要严格执行《农村普通中小学校建设标准》《中小学校设计规范》《建筑抗震设计规范》等相关规定，达到国家抗震设防标准，并满足功能使用和综合防灾要求。同时，食堂要按照《餐饮服务许可管理办法》等规定，达到餐饮服务许可的标准和要求。

此外，文件还要求学校食堂建设要本着"节俭、安全、卫生、实用"的原则，严禁超标准、豪华建设。规模较小的学校和教学点，可利用闲置校舍改建食堂或新建"小伙房"、配备相关设施设备，为学生就餐提供基本条件。学校应尊重少数民族学生的饮食习惯，有清真餐需求的学校应设立清真灶。

（二）地方政府负责食堂建设及人员配备

食堂建设由地方政府负责。首先，地方政府要负责学校食堂建设及饮水、电力设施改造，厨具、餐具、清洗消毒设备配置等基础条件的改善，使其达到餐饮服务许可的标准和要求。

其次，地方政府要根据当地实际为农村学校食堂配备合格工作人员。从业人员不足的，应优先从富余教师中转岗，也可以采取购买公益性岗位的方式从社会公开招聘。人员招聘按照"省定标准、县级聘用、学校使用"的原则进行。从业人员必须具备相关条件，每年进行健康检查，定期接受业务技能培训。

（三）食堂由学校自主管理

学校食堂一般应由学校自主经营，统一管理，封闭运行，不得对外承包。食堂应以改善学生营养、增强学生身体素质、促进学生健康成长为宗旨，坚持"公益性""非营利性"的原则。

学校食堂实行校长负责制。校长是第一责任人，对学校食堂管理工作负总责。由校领导、后勤管理部门负责人和食堂管理人员组成的食堂管理工作领导小组，全面负责学校食堂管理。重大开支和重要事项由集体讨论决定。此外，《农村义务教育学校食堂管理暂行办法》要求学校负责人轮流陪餐（餐费自理），并做好陪餐记录，以便及时发现和解决食堂管理中存在的问题和困难。

四、食品安全管理

国家实施营养改善计划的初衷是有效改善农村儿童的营养状况和健康素质。但是，营养改善计划覆盖的农村学校食堂往往基础薄弱，设备简陋，从业人员素质低，食品安全隐患多。因此，做好食品监管是实施营养改善计划的重中之重。

（一）建立分级负责的食品安全工作机制

《农村义务教育学生营养改善计划食品安全保障管理暂行办法》提出，按照"政府负责、部门协同、分级管理、以县为主"的原则，建立各司其职、各负其责、密切配合、齐抓共管的工作机制。

省级政府领导和统筹管理本行政区域食品安全工作。具体职责包括：制定食品安全保障办法；督促有关食品安全监管部门，组织制定食品安全宣传教育方案，指导开展食品安全宣传教育；组织制定食品安全事故应急预案；统一发布食品安全信息；督促各有关部门依法履行食品安全监管职责，督促试点地区建立并落实食品安全保障制度和措施；统筹制定学校食堂建设规划，改善学生就餐条件。

市级政府负责协调指导食品安全管理工作，主要职责是加强监督检查，督促县级政府和各有关食品安全监管部门严格履行食品安全监管职责。

县级政府是食品安全工作的行动主体和责任主体，主要职责包括负责制订食品安全保障实施方案；确定不同类型学校的供餐模式，制定企业（单位）供餐、家庭（个人）托餐等校外供餐招投标办法并组织招投标工作；指定专门机构、落实专门人员负责食品安全工作；加强监督检查，督促各有关部门依法履行食品安全监管职责；责成有关食品安全监管部门，组织开展食品安全事故应急预案制定及演练和学校食品安全事故调查。

（二）建立供餐准入和退出机制

为了做好餐饮服务食品安全监管工作，政府建立了学校食堂（伙房）、供餐企业（单位）和托餐家庭（个人）的供餐准入机制和退出机制。首先，学校食堂或伙房必须办理餐饮服务许可证后方可为学生供餐。供餐企业（单位）必须办理餐饮服务许可证并经相关部门审核后方可为学生供餐，必须具有送餐资质和条件，供餐人数不得超出其供餐能力。托餐家庭（个人）必须符合准入要求并经相关部门审核后方可供餐，应当具备餐饮安全的基本条件，不得提供送餐服务。通过不同供餐模式的准入办法，政府严把营养改善计划的供餐准入关。

其次，政府对企业（单位）供餐、家庭（个人）托餐等校外供餐实行退出机制。对违反食品安全法律法规，经整改达不到要求，或发生食品安全事故的供餐企业（单位）和托餐家庭（个人），由县级政府停止其供餐资格。

（三）重视食品安全制度建设

首先，政府要求学校、供餐企业（单位）和托餐家庭（个人）建立健全食品安全管理制度，配备专职或兼职食品安全管理员。学校食堂由学校自主经营，统一管理，封闭运营，不得对外承包。

其次，政府对餐饮服务从业人员提出了卫生管理要求。餐饮服务从业人员（包括临时工作人员）每年必须进行健康检查，取得有效的健康合格证明后方可从事餐饮服务。从业人员必须定期参加有关部门和单位组织的食品安全培训，要有良好的个人卫生习惯，实行每日晨检制度。

此外，食品采购、贮存、加工、留样、配送以及餐用具清洗与消毒要认真执行有关法律法规的要求，符合卫生安全标准。

（四）建立食品安全事故应急处理机制

全国学生营养办专门印发了《农村义务教育学生营养改善计划应急事件处理暂行办法》，对食品安全事故的应急处理做出了规定。营养改善计划食品安全事故的处置坚持属地管理、分级管理的原则。发生学生食物中毒等食品安全事故后，学校应立即采取下列措施：立即停止供餐活动；协助医疗机构救治病人；立即封存导致或者可能导致食品安全事故的食品及其原料、工具、设备设施和现场，并按照相关监管部门的要求采取控制措施；积极配合相关部门进行食品安全事故调查处理，按照要求提供相关资料和样品；配合有关部门对共同进餐的学生进行排查；与中毒学生家长联系，通报情况，做好思想工作；根据相关部门要求，采取必要措施，把事态控制在最小范围。学校应在 2 小时之内，向当地教育行政部门、学生营养办及当地卫生、食品药品监管等其他相关部门进行初次报告，不得擅自发布食品安全事故信息。县级教育行政部门接到学校初次报告后，应及时会同卫生、食品药品监管等有关部门进行核实，在 2 小时内逐级报告上一级教育行政部门、学生营养办及同级政府，直至教育部和全国学生营养办。

（五）进行全过程的食品安全监管

地方各级政府和有关部门按照职责分工，采用日常监督检查与专项监督检查相结合、内部监督检查与外部监督检查相结合等方式，进行全过程、全方位、常态化监督检查。同时，建立食品安全责任追究制度，对违反法律法规、玩忽职守、疏于管理，导致发生食品安全事故，或发生食品安全事故后迟报、漏报、瞒报造成严重不良后果的，追究相应责任人责任；构成犯罪的，追究其刑事责任。

五、专项资金管理

营养改善计划所需资金主要由政府财政负担。为加强营养改善计划资金管理，提高资金使用效益，财政部、教育部先后制定了《农村义务教育学生营养改善计划专项资金管理暂行办法》和《城乡义务教育补助经费管理办法》，对营养改善计划膳食补助资金的安排、拨付、使用、监管予以明确规定。

（一）分试点类型安排资金

国家试点地区营养膳食补助按照国家规定的标准核定，所需资金由中央财政专项资金支持。标准为每生每天 4 元（全年按照学生在校时间 200 天计算）。

地方试点所需资金由地方财政统筹安排。对地方试点膳食补助标准达到每生每天 4 元以上的省份，中央财政按照每生每天 2 元标准给予奖补；对未达到 4 元的省份，按照每生每天 1.5 元的标准给予奖补。

在实施营养改善计划的同时，相关部门应继续落实好农村义务教育家庭经济困难寄宿生生活费补助政策，即补助农村义务教育家庭经济困难寄宿学生生活费。小学每生每天为 4 元、初中每生每天为 5 元（全年按照学生在校时间 250 天计算）。中央财政对中西部地区落实基本标准所需资金按照 50%的比例给予奖励性补助。相关部门不得用中央专项资金抵减"一补"资金。

此外，政府鼓励企业、基金会、慈善机构等捐资捐助，在地方政府统筹下，积极开展营养改善工作，并按规定享受税费减免优惠政策。

（二）及时拨付资金

营养改善计划专项资金纳入国库管理，实行分账核算、集中支付。中央财政于每年 9 月 30 日前按照财政部提前通知转移支付指标的有关规定，以教育部核定的本年度纳入营养改善计划的学生人数为依据，向省级财政部门提前通知下一年度春季学期专项资金额度。省级财政部门在收到专项资金提前通知额度后，应当在 25 个工作日内按财政资金拨付程序将资金分解下达到县级财政部门。

（三）专项资金应专款专用

营养改善膳食补足资金应当足额用于为学生提供等值优质的食品，不得以现金形式直接发放给学生个人或家长，不得用于补贴教职工伙食和学校公用经费支出，不得用于劳务费、宣传费、运输费等工作经费。学校食堂（伙房）的水、电、煤、气等日常运行经费纳入学校公用经费开支。供餐增加的运营成本、学校食堂聘用人员开支等费用，由地方财政负担。

（四）加强资金监管

在营养改善计划实施中，各相关部门依据部门职责，分级管理，加强监督，确保资金使用效益。财政部门负责资金的预算安排、资金拨付、管理和监督，具体职责包括负责制定专项资金管理办法和有关制度，安排资金预算并按期拨付、及时公开，监督检查资金使用情况，对资金管理中的重大事项组织调研、核查和处理。教育部门负责资金预算编制、使用管理和监督检查，具体职责包括负责制定各地编制资金预算，审核汇总各地报送的学生人数、资金结余情况等基础数据，督导检查资金管理使用情况，参与制定资金管理办法和有关制度。

六、信息公开和宣传教育

为了促进营养改善计划实施过程的公开、透明，政府要求试点地区和学校采用多种方式，及时将营养改善计划的工作方案、实施进展、运行结果向社会公示。此外，政府也高度重视营养改善计划的宣传教育，对政策宣传和营养健康教育做出了规定。

（一）信息公开的内容

《农村义务教育学生营养改善计划信息公开公示暂行办法》对地方政府、试点学校、供餐企业（单位）和家庭（个人）信息公开的内容和方式做出了要求。地方政府应主动公开的内容包括：营养改善计划有关政策、法规、规章、规范性文件；营养改善计划组织机构和职责；供餐企业、托餐家庭名单；营养改善计划各阶段进展和总体实施情况；营养改善计划统计信息；营养改善计划财政预算、决算报告；营养改善计划重大建设项目的批准和实施情况；食品安全等突发事件的应急预案、预警信息及应对情况；营养改善计划监督检查情况等。地方各级政府应定期通过政府公报、新闻发布会、政府网站、报刊、广播、电视等便于公众知晓的方式公开。

学校应主动公开的信息包括：营养改善计划实施方案；各项配套管理制度；组织机构与职责；举报电话、信箱或电子邮箱；营养改善计划学期实施进展情况；营养改善补助收支情况和食堂财务管理情况；学校食堂饭菜价格、带量食谱；学校膳食委员会名单及工作开展情况；学校管理人员陪餐情况等。试点学校定期通过以下一种或者几种方式公开信息：学校网站（页）、校园广播、校园信息公告栏，电视、报纸、杂志、相关门户网站，微博、短信、微信等；学校的公报（告）、年鉴、会议纪要、简报、致家长公开信、专用手册等；学校家长会、教代会、学代会等。

供餐企业（单位）和托餐家庭（个人）应通过县级政府公示以下内容：实施营养改善计划的各项配套管理制度；食品安全责任人、供餐方签约人姓名及联系方式；用餐学生名单、次数和时间；带量食谱、价格、数量、时间；接受补助与资助情况；食品安全等突发事件的应急预案。供餐企业（单位）、托餐家庭（个人）应根据协议定期将学生营养改善相关信息，以书面报告形式报县级农村义务教育学生营养改善计划办公室（以下简称县级营养办）和供餐学校，由县级政府统一公布。

（二）宣传教育

国务院办公厅在《关于实施农村义务教育学生营养改善计划的意见》中提出，地方各级人民政府和国务院有关部门要高度重视农村义务教育学生营养改善计划的宣传工作，制订切实可行的宣传方案，充分利用各种媒体，采取多种形式，向全社会准确、深入宣传这项惠民政策。同时，政府也要高度注重舆情分析，广泛听取社会各方面意见和建议，及时改进工作。此外，各级政府还要认真总结、宣传推广典型经验，努力营造全社会共同支持、共同监督和共同推进的良好氛围，使农村义务教育学生营养改善计划真正成为民心工程、德政工程和阳光工程。

《关于实施农村义务教育学生营养改善计划的意见》也要求试点地区和学校重视营养教育。各地区和有关部门要充分利用各种宣传教育形式，向学生、家长、教师和供餐人员普及营养科学知识，培养科学的营养观念和饮食习惯。学校要严格落实国家教学计划规定的健康教育时间，对学生进行营养健康教育，建立健康的饮食行为模式，使广大学生能够利用营养知识终身受益。

七、实名制信息系统管理

为准确掌握享受营养改善计划补助的学生信息，加强动态监控，防止虚报、冒领、套取营养改善补助资金行为，保证资金安全，中央政府制定了《农村义务教育学生营养改善计划实名制学生信息管理暂行办法》，从系统建立、保障制度、信息内容、信息安全和分工职责等五个方面对实名制学生信息管理的相关环节进行了规范。

（一）建立"一个系统"

以现有的学籍管理系统为依托，以学生身份证信息为基础，以"准确、完整、实用、够用"为原则，建立接口开放、充分兼容、数据共享的实名制学生信息管理系统。所有享受营养改善计划补助的学生信息必须进入信息系统，实行实名制管理。

（二）完善"两项制度"

《农村义务教育学生营养改善计划实名制学生信息管理暂行办法》要求各地、各有关部门加强制度建设，使学生信息管理科学规范、有章可循、有据可依。

管理和保障制度。建立涵盖信息采集、录入、审核、存储、变更、统计等各环节的管理制度。建立和完善经费保障制度。地方各级政府要将建立与维护实名制学生信息管理系统所需经费列入当地财政预算。学校应配置必要设备，确保日常管理工作顺利开展。

监督检查制度。地方各级教育部门要加大监管和查处力度，采取定期检查与随机抽查相结合的方式，综合运用多种手段，强化对实名制学生信息管理工作的监督；认真审核学生信息与学籍变更情况；凡虚报、冒领、套取专项资金的，将予以收回，并对相关责任人和单位做出严肃处理，情况严重的，依法追究有关人员和单位的法律责任。

（三）定义"三类信息"

实名制学生信息包括三类信息：学生基本信息、学校基本信息和报表信息。实名制学生信息管理实行分级录入、分级审核，学校和学生基本信息由学校负责组织采集和录入，经系统查重和审核，报县级教育部门确认入库。学生基本信息发生变动后应及时更新。相关部门要定期对学生数据进行全面分析，数据分析应参考统计等部门的统计信息。

（四）加强"四个安全"

各相关部门要按照"谁主管、谁负责"的原则，坚持预防为主，人防和技防相结合，切实加强信息安全工作。一是加强网络安全管理，创设良好基础网络环境；二是优化系统功能，最大限度减少系统自身安全隐患；三是规范系统访问权限管理，各用户应在业务授权范围内使用系统，严禁越权操作；四是建立数据备份与恢复、安全应急响应等制度办法，开展经常性的检查，发现问题立即整改，切实消除隐患。

（五）明确"五级分工"

实名制学生信息管理按照"分级管理、分级负责"的原则，实行中央、省（区、市）、市（地区、州、盟）、县（市、区、旗、团场）、学校五级管理体制。各级教育部门、学校分工合作，各司其职，各负其责。

地方各级教育部门负责做好实名制学生信息管理工作，对学生人数、补助标准、受益人次等情况实施动态监控，严防虚报、冒领、套取营养改善补助资金，确保工作落实到位。学校负责实名制学生信息管理工作的具体实施。

八、"营养改善计划"的督导与评估

（一）建立学生营养状况监测评估制度

国务院办公厅在《关于实施农村义务教育学生营养改善计划的意见》明确提出："建立学生营养状况监测评估制度，及时跟踪了解学生营养改善情况，为营养改善工作绩效评估提供科学依据。"《农村义务教育学生营养改善计划实施细则》规定："卫生部门负责食品安全风险监测与评估、食品安全事故的病人救治、流行病学调查和卫生学处置；对学生营养改善提出指导意见，制定营养知识宣传教育和营养健康状况监测评估方案；在教育部门配合下，开展营养知识宣传教育和营养健康状况监测评估。"

2012 年 5 月，卫生部办公厅和教育部办公厅印发《农村义务教育学生营养改善计划营养健康状况监测评估工作方案（试行）》的通知，明确了在实施农村义务教育学生营养改善计划试点地区开展学生营养健康状况监测评估工作，并对监测评估的目标、范围、监测县和学校、监测时间与内容、评估内容和方法、监测评估管理、质量控制、督导和评估等方面做了具体的工作部署。对全国实施营养改善计划的试点地区，每年开展一次常规监测，在部分试点地区开展重点监测。监测县的监测内容包括营养改善计划覆盖学生总数、不同供餐模式学校数和学生人数等基本信息。监测学校基本情况，包括学校学生人数、供餐模式及人数、厨房设施等。学生的监测指标包括学生的身高和体重、学生膳食摄入情况、学生因病缺课情况。重点监测学校在常规监测基础上，开展重点监测，主要指标包括学生营养状况生化指标、营养知识情况、学生学习成绩。

自 2012 年起，中国疾病预防控制中心营养与食品安全所对实施学生营养改善计划的 22 个省的 699 个试点县开展了学生营养健康状况的监测评估，对其中 50 个县进行了重点监测，并形成年度营养改善计划学生营养健康状况监测报告。依据学生营养监测数据，分析和提炼学生营养健康状况取得的成效和存在的问题，为营养改善计划的下一步实施提供重要的决策参考。

（二）开展营养改善计划的专项督导

国务院办公厅在《关于实施农村义务教育学生营养改善计划的意见》明确提出："教育督导部门要把计划实施情况作为重要工作内容定期督导。"《农村义务教育学生营养改善计划营养健康状况监测评估工作方案（试行）》提到了"督导和评估"，指出：卫生部会同教育部定期组织开展督导检查，协调解决监测评估中的问题。省级卫生行政部门会同教育行政部门根据营养改善计划进展情况适时组织开展省级督导检查工作。针对营养改善计划的推进，国务院教育督导委员会办公室每年会针对重难点问题，在相关省份认真自查的基础上，组织督导组对相关省份的营养改善计划实施情况进行专项督导。

为进一步提高营养改善计划管理和实施水平，确保营养改善计划迈进规范运行新阶段，2016 年国务院教育督导委员会办公室在有关省份自查的基础上，组织由国家督学、政协委员、有关专家等组成的督导组，对相关省（自治区、直辖市）营养改善计划实施情况进行了专项督导。督导过程突出问题导向，抽查了试点县的农村义务教育学校,重点检查各地区营养改善计划试点工作开展、供餐管理、食堂建设、资金使用管理、信息公开公示和学生营养宣传教育等 6

个方面 23 项内容。

2017 年，国务院教育督导委员会办公室印发《关于开展农村义务教育学生营养改善计划专项督导的通知》，启动开展营养改善计划专项督导工作，重点督查各地工作开展、供餐管理、食堂建设、资金使用管理、信息公开公示、宣传教育以及相关省（自治区、直辖市）国家扶贫开发重点县全覆盖工作进展情况等 7 个方面 24 项内容。

基于专项督导，国务院教育督导委员会办公室向社会公开发布了国家专项督导报告，并对督导中发现的问题形成督导意见书，督促相关省份限时整改。

（三）委托设立阳光校餐数据平台

2015 年，教育部、全国营养办委托中国发展基金会设立阳光校餐数据平台，通过互联网、大数据等技术，及时获取并公开国家的营养改善计划政策落实的情况，提供数据分析及调研评估，将对营养餐的监督和评估落实到每一所农村小学，客观、科学地反映营养改善计划对贫困地区学生的营养补充所起到的作用。该平台利用大数据规范营养改善计划执行，切实改善农村学生营养现状。

阳光校餐数据平台主要由"阳光校餐网"和"校餐上报 App"两部分构成。阳光校餐网是公共交流和展示平台，通过"让校餐更阳光"栏目将每日各学校上传的学生就餐照片（每校最少 3 张）和菜单、原料采购、资金等信息公开展示，供社会公众查询和监督。同时，网站还设有"让孩子更营养""国际校餐交流""我们在行动"等栏目，向公众介绍和宣传校餐的政策、营养知识、国际经验和目前已开展的项目等信息。

学校负责上报信息的老师通过校餐上报 App 按程序每天上报学生就餐照片和菜单、原料采购、资金等信息。每日上传图片有时间和 GPS 定位。

通过阳光校餐数据平台，社会各界和政府部门可以实时监督营养改善计划的执行，从而可以让相关部门展示成绩，发现并改进问题。通过阳光校餐数据平台，相关部门也将进一步加强对营养改善计划的研究和评估，使国家的财政资金用好，用得直接有效，保障贫困地区学生的营养和健康。

营养改善计划覆盖面广、涉及环节多，从最困难的地区起步，基础条件比较差，地方管理能力比较弱。在这种情况下，营养改善计划管理制度的建立，明确了各级政府和相关人员的职责，为各项工作的开展提供了规范的操作流程和标准，有效地促进了营养改善计划的落实和推进，并为营养改善计划的长期开展打下基础。

第二章

营养改善计划实施状况

第一节 调查设计

营养改善计划自 2011 年秋季学期开始实施，经过几年的试点实践，国家试点和地方试点的实施成效如何？首先，从目标角度看，营养改善计划是否达到预定的主要目标？社会效益和社会影响如何？其次，从实施过程和办法角度看营养改善计划的目标是如何达成的？可持续发展的能力如何？回答这一系列问题有助于为提高试点工作质量提出有针对性的改进建议，推动试点工作向常规工作转变，建立营养改善计划实施的长效机制。

一、研究思路

政策试点自 2011 年秋季开始实施以来，覆盖了我国 2/3 区县 3000 多万学生。大量研究由卫生系统发起，着眼于学生的营养和健康专题。有关政策研究主要包括以下主题：政策出台方式和背景强调了民间组织和社会舆论的作用（吴秀霞，2013；张海柱，2013；胡登胜和王雅洁，2016），政策执行情况方面报告和讨论了各地的实施进展和面临的困难（刘新芳，2012；杨兰和李亚军，2013；宋乃庆和邵忠祥，2014；张帆等，2014；邵忠祥等，2016）。由于数据收集的困难，多数研究为局部的、案例性的研究，尤其在政策实施效益方面（徐海泉等，2014）仍旧以工作进展方面的数据加以说明。也有人从饮料消费状况、营养知识的角度探讨了营养改善计划的实施效益，是非常有意义的探索（李荔等，2015；

雷园林，2016；徐海泉等，2015）。研究发现和反映的问题集中于政策执行质量和保障，如供餐营养水平不高，运转经费无保障，人力缺乏且专业水平不高，食品和资金安全有隐患等。政策建议聚焦于立法、政府加大投入、增加学校后勤编制、加强监管和人员培训等。

本研究在参考以往研究的基础上，基于中国的发展现状，以营养改善计划的可持续发展为目标进行研究设计，像增加学校后勤编制这样不可行的措施不考虑。由于政策设计本身存在地区差异和试点类型的差异，因此，探讨全国进展应关注地区和试点类型的异同，这是以往调查研究所忽视的方面。本研究的抽样范围为国家营养改善计划试点县699个以及各省地方试点794个，对实地调研和问卷调查采取抽样调查方式，村小教学点被给予了特别关注。

评价视角还应来源于各个利益相关者群体，以往研究多从某个群体出发，很少聚合各个群体的看法，尤其是食堂员工的看法几乎没有被注意到。因此，我们的数据收集对象为以教育局、卫生局等行政部门为代表的管理者和地方政策制定者，以校长、教师和食堂工作人员为代表的政策执行者，家长和学生等受益者，以及营养餐供应链条上的部分从业者。

调查内容依据《关于实施农村义务教育学生营养改善计划的意见》《农村义务教育学生营养改善计划实施细则》及其配套文件，了解营养改善计划的全环节现状，不仅包含经费投入、供餐模式等热点，还涉及了组织制度建设、机构建设等内容。直接效益主要看学生观念和行为的表现，由于精力限制，不对学生身高、体重、血红蛋白等方面的变化进行调查。间接效益的调查因存在操作性概念界定的困难而成为调查难度最大的内容，本研究将主要考虑营养改善计划对家庭的影响，农民收入、就业、小企业发展等难以统计和难以界定影响来源的内容暂时放弃。

二、调查研究内容

（一）营养改善计划的效果

实施效果反映了营养改善计划的目标达成情况，也反映了各级政府和社会的价值取向。

1）直接效益，包括学生和学校的覆盖率、受益学生的发展变化，例如，营养水平、体质健康、学习成绩的状况与变化。

2）间接效益，包括农村家庭营养观念、社会满意度和对当地经济的促进。

（二）营养改善计划的执行情况

政策试点有失败有成功，不一定都转化为正式的政策。营养改善计划虽然是以试点名义在进行，但改善贫困学生的营养状况是政府责任，即使试点失败，责任也不能免除，应修改试点模式继续开展。因此，我们的调查要着眼于营养改善计划工作的可持续发展，调查了解计划执行情况和执行产出。

1）制度与组织情况。如地方政策与法律建设情况、组织管理结构和制度建设情况。

2）供餐能力与质量。如餐食数量及营养结构、食堂建设情况、职工待遇与管理、供餐模式及食堂管理情况、安全保障。

3）资金保障与使用管理情况。

4）信息公开与宣传情况。

三、调查方法与过程

（一）文献资料分析

文献研究是一切研究的基础。首先，本研究对试点县以往工作总结的数据和资料进行了分析，了解了营养改善计划的覆盖面、投入以及计划的可持续发展等问题。其次，本研究对国际社会有关政府开展学生营养餐的研究报告进行了分析总结。最后，本研究对国内外有关学术文献进行了综述研究。

（二）调研访谈和问卷试测

通过组织各县营养办座谈会、学生访谈、家长访谈等，本研究在深入了解了各县营养改善计划执行情况、执行效果、家长和学生的满意度和项目的社会效益等之后，进行了问卷的试测。

在实地调研过程中，由中国教育科学研究院研究人员和营养改善计划一线工作者组成的 5 个调研组，对东、中、西部 5 省 10 个县（市、区）的营养改善计划实施情况进行了实地调研。其中，5 个为国家试点县，5 个为地方试点县。每个县组织一次县级座谈会，请县学生营养改善计划领导小组办公室各成员单位参加。每所学校组织一次家长座谈会，15 名学生家长（初中每个年级、小学 4~6 年级每个年级各安排 5 名）参加。实地调研了 60 所学校。

问卷试测分为两个阶段。第一个阶段课题组组织了六个区县对各群体进行问卷测试，并在北京召开试测研讨会。第二个阶段开展实地调研对修订后问卷进行再次检验。校长问卷请每个学校校长填写，食堂职工问卷请每个学校的所有食堂从业人员填写，学生问卷请每所学校随机抽取的 45 名学生（初中每个年级、小学 4~6 年级每个年级各安排 15 名）填写，家长问卷请每所学校参加座谈会的家长填写。

（三）问卷调查

问卷实测内容包括营养改善计划的社会效益、可持续发展能力、工作执行情况和效果等方面，抽样问卷调查对象包括县级营养办、学校校长、学生、食堂工作人员、家长。

本次调查以全国实施农村义务教育学生营养改善计划的省份和试点县为抽样总体，根据各省份试点县数量、试点县类型和地域抽取 15 个省（自治区）和新疆生产建设兵团的 180 个县作为调查对象，其中国家试点县 109 个，地方试点县 71 个。2016 年的地方试点县数量已经超过国家试点县，但国家试点县主要位于集中连片特困地区，是营养改善计划的重点实施区域，受益学生比例占全体试点受益学生总量的 60% 以上。[①]因此，本次调查的重点也放在国家试点县。

每个试点县选取 6 所学校。每个县填写一份县级问卷，每个学校填写一份校长问卷，每个学校选择两名营养餐职工回答职工问卷，每个学校抽取 30 名学生回答学生问卷，每个学校抽取 15 名家长回答家长问卷。本次调查共收集有效的县级问卷 149 份、学校问卷 1348 份、职工问卷 8548 份、学生问卷 42 259 份、家长问卷 21 058 份。问卷回答方式以网络填报为主，不具备上网条件的学校采用纸质问卷。总的来说，调查对象覆盖到各方面的利益相关者，包括家长、学生、教师、从业者、管理者，能够较为全面科学地反映不同群体的声音，保障

---

① 教育部：营养改善计划国家试点受益学生 2101 万人. http://news.cctv.com/2016/09/09/ARTIhYOBkfBuv ALOvedfRl1Y160909.shtml［2016-09-09］.

本书客观地分析营养改善计划试点时期的情况，不仅具有现实价值，为当前政策改进提供数据支持，也具有良好的史料价值。

第二节　作为实施主体的县级层面工作情况

县级政府是农村义务教育学生营养改善工作的行动主体和责任主体，负责营养改善计划的具体实施，包括制订实施方案和膳食营养指南或食谱、确定供餐模式和供餐内容等。县级营养办承担具体工作的实施，对县级营养办展开调查，有助于我们更深入地了解营养改善计划的工作执行情况和存在的问题等，为县级层面营养改善计划工作的持续推进提供具有操作性的政策建议。在实地调研的基础上，中国教育科学研究院教育督导评估研究所于 2016 年 11 月在全国 15 个省（自治区）及新疆生产建设兵团开展了农村义务教育学生营养改善计划的网络抽样问卷调查工作。调查的相关情况和主要结论如下。

一、工作进展情况

县级问卷共回收 149 份①，回收率为 82.78%。其中国家试点县 97 个，占比 65.10%；地方试点县 52 个，占比 34.90%。

149 个样本县中共有公办义务教育学校 21 168 所，其中教学点 7078 个，小学 11 114 所，独立初中 1896 所，一贯制学校 800 所，完全中学 280 所。实施营养改善计划的学校数量为 19 246 所，占学校总数的 90.92%；其中实施营养改善计划的教学点数为 6431 个，占教学点总数的 90.86%；小学为 10 132 所，占比 91.16%；独立初中 1758 所，占比 92.72%；一贯制学校 724 所，占比 90.50%；完全中学 201 所，占比 71.79%。

149 个样本县中共有义务教育学生 6 380 519 人，其中教学点学生数 326 755 人，小学学生数 3 647 476 人，独立初中学生数 1 535 642 人，一贯制学校学生数 565 705 人，完全中学学生数 304 941 人。享受营养改善计划的学生数量为 4 691 291 人，占学生总人数的 73.53%；其中，教学点享受营养改善计划的学

---

① 调研的样本县数量是 149 个，不同的地方出现了不同数量的县数，是由于某些县在某个变量上没有作答导致的。具体分析过程中，只分析作答了的县数。

生数为 303 762 人，占教学点学生总数的 92.96%；小学生享受人数为 2 685 748 人，占比 73.63%；独立初中享受人数为 1 188 107 人，占比 77.37%；一贯制学校享受人数为 372 595 人，占比 65.86%；完全中学享受人数为 141 079 人，占比 46.26%。

实施营养改善计划的样本县中，共有 639 所县城学校参加了营养改善计划，占县城学校总数（1335 所）的 47.87%；享受营养改善计划的县城学校学生数为 599 726 人，占县城学校学生总人数（1 585 363 人）的 37.83%。

二、地方管理制度建设情况

（一）九成县制订了学生营养改善工作方案

国务院办公厅在《关于实施农村义务教育学生营养改善计划的意见》中提到，"县级人民政府是学生营养改善工作的行动主体和责任主体，负责制订本地区学生营养改善工作实施方案和配餐指南"。图 2-1 显示，共有 134 个县制订了本地区学生营养改善工作实施方案，占总数的 90.54%；14 个县没有制订工作方案，占比 9.46%；可见绝大部分样本县均已按照国家要求制订了工作方案。

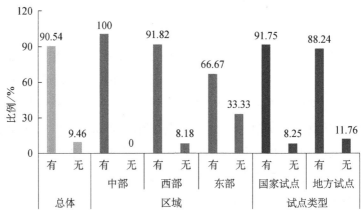

图 2-1　样本县有无制订学生营养改善工作实施方案

农村义务教育学生营养改善计划启动时以贫困地区和家庭经济困难学生为重点，2017 年已实现营养改善计划国家扶贫开发重点县全覆盖，该计划所瞄准的地区是国家精准扶贫、打赢脱贫攻坚战的主战场。改善贫困地区农村学生营养健康状况，提升他们的身体素质，是阻断贫困代际传递、促进社会公平发展的重要基础，是转变发展方式、增进全体人民福祉所必需的战略选择，对全面提高民族素质、建设人力资源强国具有重要战略意义。因此，地方政府应提高对学生营养改善计划重要性的认识，各试点县应将学生营养改善计划实施情况作为县级政府的职责之一并纳入对领导班子的业绩考核中，全面落实营养改善计划的配套资金，切实加大对资金配套政策落实情况的检查；如果县级政府确实存在财政困难，省市级政府应予以协调支持。

（二）国家和地方制订营养改善工作配餐指南相结合推荐给学校

配餐指南的制订也是《关于实施农村义务教育学生营养改善计划的意见》中提到的县级人民政府的主要职责之一。图 2-2 的调查分析结果显示，149 个样本县中，54 个县有营养改善工作配餐指南并将其推荐给学校，占比 36.24%；95 个县（63.76%）没有相应的配餐指南。分区域来看，西部 111 个样本县中有 43 个县（38.74%）制订了配餐指南，还有 68 个县（61.26%）没有制订；中部 23 个样本县中，8 个县（34.78%）制订了配餐指南，15 个县（65.22%）没有制订；东部 15 个样本县中，仅 3 个县（20%）制订了配餐指南，12 个县（80%）没有制订，相较而言，东部县制订配餐指南的比例最低。分试点县类型来看，地方试点县和国家试点县的情况相似，均约有 36% 的县制订了配餐指南，约 63% 的县未制订。

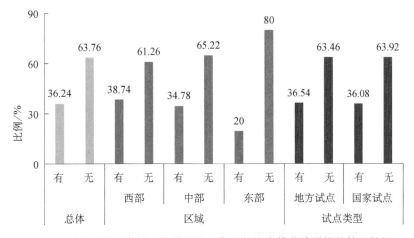

图 2-2　样本县有无本地区营养改善工作配餐指南推荐给学校的情况统计

据了解，没有制订营养改善工作配餐指南的县，则积极利用教育部和中国疾病预防控制中心联合研发的学生电子营养师系统，推荐给学校用于营养配餐。

两成多的县有专业营养师到学校指导营养餐工作。国务院办公厅在《关于实施农村义务教育学生营养改善计划的意见》中提到"实施学生营养改善计划的地区和有关学校要建立专家工作组，加强营养配餐、科学饮食方面的指导和服务"。分析结果发现，148个样本县中，只有33个县配备了专业营养师到学校指导营养餐工作，占比22.30%；其他115个县均没有，占比77.70%。分区域来看，东部15个县中有5个县（33.33%）有专业的营养师，另外10个县（66.67%）则没有；中部23个县中有6个县（26.09%）有专业的营养师，17个县（73.91%）则没有；西部110个县中有22个县（20%）有专业的营养师，88个县（80%）则没有。分试点类型来看，地方试点的51个县中有16个县（31.37%）有专业的营养师，35个县（68.63%）则没有；国家试点的97个县中有17个县（17.53%）有专业的营养师，80个县（82.47%）则没有。

问卷分析结果显示，仅有不到四成县有本地区营养改善工作配餐指南推荐给学校，仅两成多的县有专业营养师到学校指导营养餐工作；部分县反映学校缺少专职的营养配餐人员，不能做到各类食材的科学合理搭配，相应的培训非常少。营养改善计划关键在"改善"二字，自计划实施以来，让学生吃得饱基本实现，吃得安全总体上有保障，在规范运行阶段，如何让学生吃出健康、吃出营养，成为摆在面前的突出问题。各地应重视营养膳食指导，积极开展营养健康教育，加强营养膳食指导，充分发挥营养改善专家委员会、学生电子营养师系统、农村学生营养膳食指导手册的作用，加大对从业人员和营养师的培训力度，提高试点县和学校的营养配餐能力，逐步做到根据本地食物种类、不同季节的物产、不同年龄段学生的营养需求，制订不同的配餐方案，为学生提供品种丰富、营养均衡的饭菜。学校应积极开展营养健康教育，落实规定的健康教育时间，对学生进行营养健康教育，普及食品安全知识，倡导健康饮食方式。相关部门应探索开展"食育"教育，将营养餐和学生素质教育结合起来，鼓励学校组织高年级学生参与分餐，参加校园种养基地劳动、勤工俭学等活动，培养学生珍惜粮食、崇尚劳动的意识，提高学生的动手能力。

（三）超八成的县发布了与学生营养改善计划工作相关的其他文件、法规或制度

图 2-3 的分析结果显示，148 个有效样本县中，有 120 个县发布了与学生营养改善计划工作相关的其他文件、法规或制度，占比 81.08%；28 个县未发布，占比 18.92%。分区域来看，中部地区发布的比例最高，其次是西部地区，东部地区发布的比例最低。分试点县类型来看，国家试点县和地方试点县发布的比例均在 80% 左右。前已提及，九成县发布了学生营养改善计划工作方案，大部分县也着手发布了其他相关文件、法规或制度，以保障营养改善工作方案的落地。

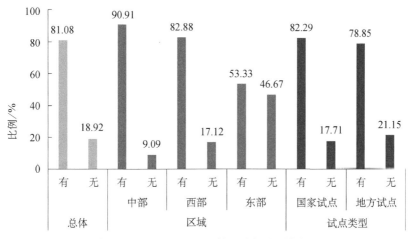

图 2-3 样本县有无发布相关文件、法规或制度的情况统计

（四）超七成的县建立了常设的学生营养办

教育部等十五部门联合颁发的《农村义务教育学生营养改善计划实施细则》中提到："成立全国农村义务教育学生营养改善计划工作领导小组……领导小组办公室设在教育部，简称全国学生营养办，负责营养改善计划实施的日常工作。""地方各级政府要加强组织领导……要建立责权一致的工作机制，层层成立领导小组和工作机构，明确工作职责，确保工作落实到位。"图 2-4 的分析结果显示，149 个样本县中，有 108 个县级人民政府建立了常设的学生营养办，占比72.48%；41 个县没有建立，占比 27.52%。

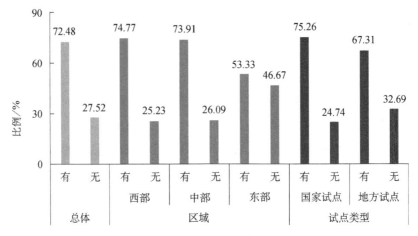

图 2-4 样本县有无建立常设的学生营养办的情况统计

1. 建立常设的学生营养办的县情况

108 个建立常设学生营养办的县中，45 个县（占 41.67%）落实了人员编制，63 个县（占 58.33%）没有落实编制；落实了编制的 45 个县中，仅有 5 个县回答了编制人数，分别为 1 人、2 人、3 人、4 人、6 人。

对有常设学生营养办的县，关于其营养办内设机构的问题，分析发现，102 个有效样本数据中，31 个县为独立设置，占比 30.39%；17 个县内设在学校后勤管理中心，占比 16.67%；8 个县内设在基础教育科，占比 7.84%；5 个县内设在体卫艺科，占比 4.90%。分别各有 1 个县分别内设在督导部门、学生资助管理中心和计财科；还有 38 个县选择"其他"，但并未标明设在哪里。

2. 没有建立常设的学生营养办的县情况

在没有常设的学生营养办的 40 个有效样本县数据中，分析发现，有 21 个县负责学生营养餐工作的人数是 1 人，占比 52.50%；7 个县的营养餐工作人数是 2 人，占比 17.50%；6 个县的营养餐工作人数是 3 人，占比 15%；3 个县的营养餐工作人数是 4 人，占比 7.50%；各有 1 个县的营养餐工作人数分别是 5 人、7 人、23 人，占比均为 2.50%。

在 40 个没有常设学生营养办的县中，负责学生营养餐工作的人员来自的部门各不相同，经分析发现，38 个县（占比 95%）的工作人员均来自教育局内部，1 个县（占比 2.50%）的工作人员来自教育局和药监局，1 个县（占比 2.50%）

的工作人员来自教育督导室。38 个来自教育局的工作人员中，有 18 个县（占比 45%）仅回答了教育局，而没有明确指出是教育局的哪个部门；4 个县（占比 10%）的工作人员来自教育局学校后勤服务中心；分别各有 3 个县（各占7.50%）的工作人员来自教育局体卫艺部、计财部；分别各有 2 个县（各占 5%）的工作人员来自教育局学生资助中心、基础教育科；还有 6 个县的工作人员分别来自教育局的其他部门或科室，或者是多个部门人员共同组成的情况。

39 个有效样本县中，有 14 个县（占比 35.90%）学生营养餐没有安排专职工作人员，15 个县（38.46%）为 1 人，4 个县（10.26%）为 2 人，各有 2 个县（占比均为 5.13%）的专职工作人员分别为 3 人、4 人，各有 1 个县（占比均为2.56%)的专职工作人员分别为 5 人、20 人。关于借调人员，25 个县（占比 64.11%）没有借调人员，12 个县（30.77%）的借调人员为 1 人，各有 1 个县（占比均为2.56%）的借调人员分别为 3 人、5 人。

（五）近六成县建立了营养办联席会议（例会）制度

国务院办公厅在《关于实施农村义务教育学生营养改善计划的意见》中提到"教育、财政、发展改革、卫生、食品药品监管、农业、质检、工商、宣传、监察等部门要各司其职、各负其责"。分析发现（图 2-5），149 个样本县中，89个县建立了营养办的联席会议（例会）制度，占比 59.73%；还有 60 个县没有建立该制度，占比 40.27%。

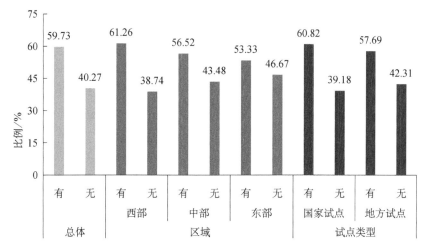

图 2-5　样本县是否建立了营养办联席会议（例会）制度的情况统计

89 个建立了营养办联席会议（例会）制度的县中，有 6 个县未回答多久召开一次联席会议（例会）。分析结果发现，37 个县每半年召开一次联席会议（例会），占比 44.58%；22 个县（26.51%）每年召开一次；8 个县（9.64%）每 3 个月召开一次；6 个县（7.23%）不定期召开，根据具体情况确定；各有 5 个县（均占比 6.02%）分别每 2 个月、每个月召开一次。

对 85 个有效样本县的回答进行分析发现（图 2-6），57 个县 2016 年上学期召开了 1 次联席会议（例会），占比 67.06%；17 个县（20%）召开了 2 次；4 个县（4.71%）召开了 4 次；3 个县（3.53%）召开了 3 次；各有 2 个县（占比均为 2.35%）分别召开了 0 次、5 次。

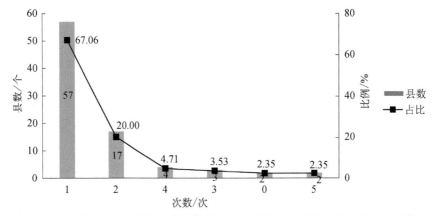

图 2-6　有联席会议（例会）制度的样本县上学期召开联席会议（例会）次数

对 82 个有效样本县的回答进行分析发现（图 2-7），参加营养办联席会议（例会）的部门涉及 42 家相关的部门，其中以教育部门出现的次数为最多，共 69 个县报告了教育部门，占比 84.15%；这里需要说明的是，有部分县在回答此问题时，只简单填写若干个相关单位或以"等"字代替。其次是财政部门，出现了 61 次，占比 74.39%；排在第三位的是食品药品监督管理局，出现了 48 次，占比 58.54%；第四位的是卫生局/计卫局，出现了 45 次，占比 54.88%；第五位的是发改委，出现了 32 次，占比 39.02%；后面依次是农业、工商、政府办/政府主要领导、审计局、市场监督管理局、渔牧畜牧、技监局/质监局、纪委/监察局、宣传等部门，出现了 11~30 次，占比为 13.41%~36.59%。其他的部门如物价局、疾控中心、安监局、公安局、人社局、广电局、县团委、县委办等 28 个部门出现了 1~9 次不等。

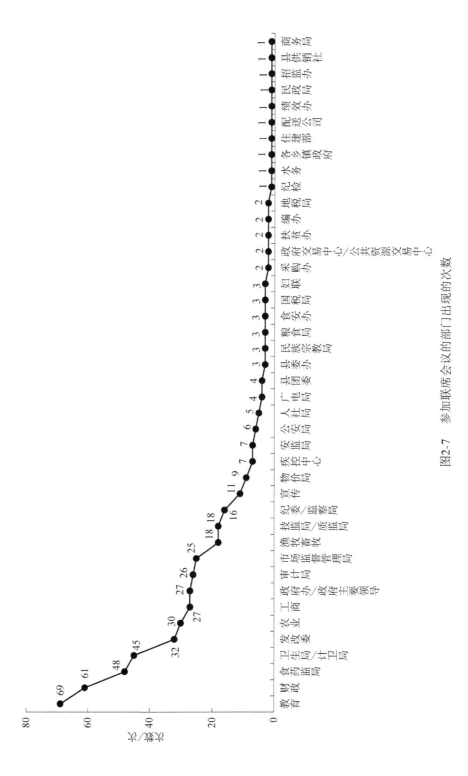

图2-7 参加联席会议的部门出现的次数

农村义务教育学生营养改善计划是一项系统工程，学校和学生是最终的落脚点，但不是教育部门一家的事情，同时还涉及财政、发改委、卫生、食品药品监管、农业、质检、工商、宣传、监察、审计、公安等部门，因此应完善部门联动机制，确保各部门职责落实到位。《农村义务教育学生营养改善计划实施细则》提到"各有关部门共同参与营养改善计划的组织实施，各司其职，各负其责"，并明确规定了各个部门的职责内容。地方各级政府应根据国家文件要求，将营养改善计划作为优先工程，有力协调多部门分工、合作，建立有效的联动机制，在人力、财力方面调配好资源，从组织机构、资金运转等方面保障营养改善计划的持续运行。其中，县级政府应高度重视营养改善计划工作，把学生营养改善计划列为重大民生工程并将其摆上重要议事日程；突出政府主导，强化组织领导，专设管理机构；建章立制，明晰责任，对学生营养改善计划任务细化分项，分解落实到各成员单位和各计划学校，层层压实责任，构建对接严密、上下联动的责任体系和分工协作、齐抓共管的运行机制。

县级政府应运用监督检查，做好监管工作，确保监管执行精准严格且常态化，保证各部门职责落实到位。一方面，对成员单位开展行政监督，将营养改善计划列入考核指标任务，对成员单位完成任务情况进行年度考核；另一方面，建立各部门共同参与集体联动的督察队伍，定期对学校营养改善计划进行监督指导。

（六）近四成县对供餐机构有明确的准入和退出机制或制度

教育部等十五部门联合颁发的《农村义务教育学生营养改善计划实施细则》提到"营养改善计划实行供餐准入机制"和"营养改善计划实行供餐退出机制"。分析结果显示（图2-8），146个样本县中，57个县对于供餐机构有明确的准入和退出机制，占比39.04%；还有89个县没有相应的机制，占比60.96%。供餐的准入和退出机制是保障食品安全的有效手段之一，是对供餐单位的约束和监督。《农村义务教育学生营养改善计划实施细则》针对不同供餐模式列出了详细的供餐准入机制和退出机制，其中退出机制主要针对企业（单位）供餐和家庭（个人）托餐两种形式。对本次学校问卷调研的分析显示，78%的学校实施食堂供餐，食堂供餐准入和退出的标准为是否取得了当地食药监部门颁发的"餐饮服务许可证"。后面的结论显示"六成县实施营养改善计划的学校全部取得了餐饮服务许可证"，但本次调研结果显示只有近四成县对供餐机构有明确的准入和退出机制或制度，比例相对较低，应与答题人员对政策的理解和实践的操作之间未对接准确相关。这也从一个侧面说明，需要加强基层工作人员对农村义务教育学生营养改善计划相关国家政策文件的深刻解读和认识。

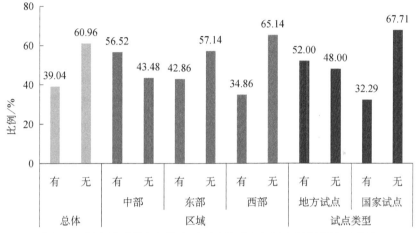

图 2-8　样本县对供餐机构有无明确的准入和退出机制的情况统计

（七）六成县实施营养改善计划的学校全部取得了餐饮服务许可证

教育部等十五部门联合颁发的《农村义务教育学生营养改善计划实施细则》提到"学校食堂在取得'餐饮服务许可证'后方可为学生供餐；供餐企业（单位）必须取得'餐饮服务许可证'并经相关部门审核后方可为学生供餐；托餐家庭（个人）必须符合准入要求并经相关部门审核后方可供餐"。分析发现 146 个有效样本县中，89 个县实施营养改善计划的学校均全部取得了餐饮服务许可证，占比 60.96%；57 个县实施营养改善计划的学校还有部分未取得餐饮服务许可证，占比 39.04%。

对于未取得餐饮服务许可证的学校的监管，各县各有具体的做法，归纳起来主要有：一是借助食药监局、保健所、市场监督管理所、教育局、工商局、卫生局、安监局等部门的力量，加强监督管理和指导，定期不定期检查，保证食材安全、卫生，检查相关票据，保证资金使用安全；二是完善配套设施，加大投入和整改力度，强化管理，积极申报餐饮服务许可证。

据全国学生营养办统计[①]，截至 2017 年底，在已实施营养改善计划的 14.04 万所学校中，74.75%的学校实行食堂供餐，23.37%的学校实行企业（单位）供餐，1.88%的学校实行家庭（个人）托餐，食堂供餐已成为主流模式，保证食品安全是营养改善计划工作的重点和难点。规范食堂工作流程，使各项基础工作常规化、制度化，将责任细化到人，严格督促落实。各地应组织开展新《食品安全法》学习培训，督促试点县对原材料采购、食品配送、食材加工、学生用餐等各环节食品安全进行全程监管，从源头开始监控；落实大宗原材料"四统一"政府采购要求，严格执行供餐"黑名单"制，进一步提升营养餐食品安全水平。近期学校食品安全事件时有发生和报道，各地政府和学生营养办应以此为戒，扫除工作盲点，加大监督检查的力度和深度，严厉惩处涉事人员；同时不论城乡学校，监管所有提供完整餐食的学校的食品安全问题，保证学生入口的膳食让家长放心、学生开心、社会安心。

（八）超九成的县对负责管理或陪餐的教师没有补助政策

教育部等十五部门联合颁发的《农村义务教育学生营养改善计划实施细则》中提到"实行学校负责人陪餐制度。学校负责人应轮流陪餐（餐费自理），做好陪餐记录"。笔者在实地调研和与各地营养餐负责人沟通了解的过程中发现，在营养餐开展的实际过程中，大部分陪餐的是学校的班主任或普通任课教师，无形中额外增加了这些教师的工作量和经济负担，不少地方也反映希望可以给予一定补助，一些地方也进行了一些探索。本次问卷调查发现，148 个有效样本县中仅有 8 个县对负责管理或陪餐的教师有补助政策，占比 5.41%；其他 140 个县均无此政策，占比 94.59%。分区域来看，西部 111 个县中有 7 个县（6.31%）有此政策，中部 22 个县中仅有 1 个县有此政策，东部 15 个县均无此政策。分试点县类型来看，97 个国家试点县中，仅有 6 个县（6.19%）有此政策，51 个地方试点县中，仅有 2 个县（3.92%）有此政策。

对于有补助的县，具体的规定表现为个别县专门以文件的形式给予教师补助，如《盐池县农村义务教育学生营养改善计划陪餐老师补助规定》《彭阳县人民政府关于对农村义务教育阶段学校教师给予营养改善计划午餐补助的通知》

---

① 中国教育科学研究院"农村义务教育学生营养改善计划效益评估"课题组内部报告：农村义务教育学生营养改善计划报告，2017.

等；湖南省湘西土家族苗族自治州古丈县则规定"39 所教学点的教师工作量增加，县政府原则上同意从村小教学点公用经费中列出一部分为教师补贴"；广西都安瑶族自治县的规定是"按国家教育部、财政部、人事部的有关规定，每 70 名学生配备一名工友（寄宿制学校），非寄宿制学校每 100 名学生配一名工友，全县义务教育学校应需要配备工友 988 人。所需人员通过财政公开购买社会劳动服务方式解决，以 30 名学生为基数，基本工资为 500 元，每增加一名学生付给工资 8 元，最高不超过 1200 元，把资金拨付到学校，由学校购买社会劳动服务"。四川省屏山县和陕西省岚皋县则规定为"根据学校规模大小确定工作量纳入学校绩效考核"。①

需要注意的是，本次抽样的样本县中有一部分县是近两年才开始实施营养改善计划试点工作，因此相关的工作方案和规章制度等还在建设过程中。

三、队伍培训情况

（一）样本县都比较重视培训工作，尤以食品安全和国家政策为最

国务院办公厅在《关于实施农村义务教育学生营养改善计划的意见》、教育部等十五部门联合颁发的《农村义务教育学生营养改善计划实施细则》等五个配套文件、《关于进一步做好农村义务教育学生营养改善计划有关工作的通知》等多个文件均强调培训的重要性，尤其是对食品安全、财会制度、信息公开等方面的培训。分析结果发现，各样本县都比较重视培训工作，尤以食品安全、国家关于实施营养改善计划的相关政策文件和讲话精神等为最，149 个样本县中，146 个县组织过关于食品安全方面的培训，占比 97.99%；143 个县组织过关于政策文件和讲话精神等方面的培训，占比 95.97%。有 123 个县（82.55%）组织过食品安全等应急事件处理和报告的培训，关于数据统计、信息公开与规范、食堂财会制度等方面的内容，均有 70% 以上的县组织过这些方面的培训，60.79% 的县组织过营养搭配方面的培训，50.34% 的县组织过食堂规划建设与运营方面的培训。仅有 3 个县报告没有任何培训，占比 2.01%。

表 2-1 显示，分区域来看，中部和西部的培训情况和总体情况类似，东部

---

① 资料由所在县营养办提供的截至 2016 年的数据。

在表 2-1 列出的 8 个方面的培训相对少一些；分试点县类型来看，国家试点县在 8 个方面的培训比例相对较高，但地方试点县和国家试点县整体上相差不大。

表 2-1　分区域和试点县类型对营养办或负责学生营养餐
工作的人员组织培训的情况统计　　　（单位：%）

培训内容	区域			试点县类型	
	东部	中部	西部	国家试点县	地方试点县
食品安全	93.33	100	98.20	98.97	96.15
政策文件和讲话精神等	80	100	97.30	98.97	90.38
食品安全等应急事件处理和报告	60	86.96	84.68	87.63	73.08
数据统计	53.33	78.26	77.48	78.35	69.23
信息公开与规范	46.67	73.91	76.58	76.29	67.31
食堂财会制度	80	69.57	69.37	71.13	69.23
营养搭配	40	56.52	73.87	76.29	51.92
食堂规划建设与运营	60	39.13	51.35	52.58	46.15
没有培训	0	0	2.70	1.03	3.85

（二）绝大部分县会定期组织对营养办或负责学生营养餐工作的人员进行培训

分析结果发现，148 个样本县中，145 个县均会定期组织培训，占比 97.97%。其中，70 个县（47.30%）对营养办或负责学生营养餐工作的人员一学期培训 1 次，23 个县（15.54%）一学期培训 2 次，6 个县（4.05%）一学期培训 3 次及以上，46 个县（31.08%）一学年培训 1 次，只有 3 个县（2.03%）没有任何培训。

表 2-2 的分析显示，分区域来看，培训频率的趋势和总体情况基本一致，中部 23 个县均定期对营养办或负责学生营养餐工作的人员进行培训，其中占比最高的是 65.22% 的县一学期培训 1 次；西部 98.18% 的县会定期组织培训，占比最高的是 44.55% 的县一学期培训 1 次；东部没有培训的县比例相对较高，占 6.67%，占比最高的是 53.33% 的县一学年培训 1 次。分试点县类型看，国家试点和地方试点的绝大部分县也都定期组织培训，国家试点县占比最高的是 42.27% 的县一学期培训 1 次，地方试点县占比最高的也是一学期培训 1 次，比例为 56.86%；地方试点县没有培训的比例略高于国家试点县。

表 2-2　分区域和试点县类型对营养餐工作人员的
培训频率的情况统计　　　　（单位：%）

区域和试点类型		一学期 1 次	一学期 2 次	一学期 3 次及以上	一学年 1 次	没有培训
区域	东部	40	0	0	53.33	6.67
	中部	65.22	13.04	4.35	17.39	0
	西部	44.55	18.18	4.55	30.90	1.82
试点类型	国家试点	42.27	20.62	4.12	31.96	1.03
	地方试点	56.86	5.88	3.93	29.41	3.92

（三）绝大部分县会定期组织专家对学校相关人员进行食品安全方面的培训

教育部等十五部门联合颁发的《农村义务教育学生营养改善计划实施细则》提到"县级有关部门要定期组织食品安全专家通过现场指导、培训等多种形式，增强学校、供餐企业（单位）、托餐家庭（个人）食品安全意识"。调查发现，148个样本县中，145 个县都会定期组织专家对学校相关人员进行食品安全方面的培训，占比 97.97%。其中，74 个县（50%）一学期培训 1 次，21 个县一学期培训2 次（14.19%），10 个县（6.75%）一学期培训 3 次及以上，40 个县（27.03%）一学年培训 1 次，只有 3 个县（2.03%）没有任何关于食品安全方面的培训。

表 2-3 的分析显示，分区域来看，培训频率的趋势和总体情况基本一致，中部 23 个县均定期对学校相关人员进行食品安全方面的培训，其中占比最高的是 47.83% 的县一学期培训 1 次；西部 98.18% 的县会定期组织培训，占比最高的是 51.82% 的县一学期培训 1 次；东部没有培训的县比例相对较高占 6.66%，占比最高的是 46.67% 的县一学年培训 1 次。分试点县类型看，国家试点和地方试点的绝大部分县也都定期组织培训，国家试点县占比最高的是 47.42% 的县一学期培训 1 次，地方试点县占比最高的也是一学期培训 1 次，比例为 54.90%；国家试点县没有培训的比例略高于地方试点县。

表 2-3　分区域和试点县类型对学校相关人员进行食品
安全方面培训的频率的情况统计　　　　（单位：%）

区域和试点类型		一学期 1 次	一学期 2 次	一学期 3 次及以上	一学年 1 次	没有培训
区域	东部	40	6.67	0	46.67	6.66
	中部	47.83	17.39	4.35	30.43	0
	西部	51.82	14.55	8.18	23.63	1.82

区域和试点类型		一学期1次	一学期2次	一学期3次及以上	一学年1次	没有培训
试点类型	国家试点	47.42	14.43	8.25	27.84	2.06
	地方试点	54.90	13.73	3.92	25.49	1.96

（四）近八成县会定期组织专家对学校相关人员普及营养科学知识

教育部等十五部门联合颁发的《农村义务教育学生营养改善计划实施细则》提到"充分利用各种宣传教育形式，向学生、家长、教师、学校管理人员和供餐人员普及科学营养知识"。调查发现，148个样本县中，有117个县报告会定期组织相关专家对学校、教师、供餐人员普及营养科学知识，占比79.05%。其中，57个县（38.51%）一学期培训1次，9个县（6.08%）一学期培训2次，5个县（3.38%）一学期培训3次及以上，46个县（31.08%）一学年培训1次；仍有31个县报告没有普及营养科学知识的相关培训，占比20.95%。

表2-4的分析显示，分区域来看，培训频率的趋势和总体情况基本一致，中部和西部分别有78.27%和80.00%的县定期组织专家进行营养科学知识方面的培训，占比排在前两位的均是一学期1次、一学年1次；东部定期组织培训的县比例相对略低，为73.33%，占比最高的是一学年1次为53.33%。分试点县类型看，国家试点和地方试点分别有80.41%和76.47%的县定期组织营养科学知识方面的培训，地方试点县没有培训的比例略高于国家试点县。

表 2-4　分区域和试点县类型对学校相关人员进行普及
营养科学知识的频率的情况统计　　　　　（单位：%）

区域和试点类型		一学期1次	一学期2次	一学期3次及以上	一学年1次	没有培训
区域	东部	20	0	0	53.33	26.67
	中部	39.13	8.70	4.35	26.09	21.73
	西部	40.91	6.36	3.64	29.09	20.00
试点类型	国家试点	37.11	8.25	4.12	30.93	19.59
	地方试点	41.18	1.96	1.96	31.37	23.53

四、资金管理和使用情况

资金安全是营养改善计划中的核心环节之一，资金是营养改善计划实施的前提和保障，省级政府应保证按要求及时将资金拨付到县级政府，县级财政也要及时把上级资金及配套资金拨付到教育部门，做到资金拨付工作规范化，保障营养改善计划的顺利施行。县级营养办负责建立完善营养改善计划专项资金管理办法和实施细则等，做到专款专用，独立核算；建立健全学校会计制度，指导学校建立专门台账。加强资金使用的监督和管理，定期开展食堂经费专项检查和内部审计，对发现的违法违纪违规问题给予严肃处理，保证项目资金的完整、安全和有效，最大限度地减少资金流失。加强实名制学生信息管理系统的使用管理，严格审核各试点县报送的受益学生人数。同时，各地还应注重信息公开，接受社会监督。县级营养办应定期公布学生营养改善计划资金总量、学校名单及受益学生人次等信息；试点学校、供餐企业应定期公布经费账目、配餐标准以及用餐学生名单等信息，接受学生、家长和社会监督。

（一）绝大部分县有指导学校完善食堂财会制度

教育部等十五部门联合颁发的《农村义务教育学校食堂管理暂行办法》提到"教育、财政部门应加强对学校财务工作的指导。建立健全食堂财会制度，配备专（兼）职财会人员，定期组织业务培训"。调查发现，148 个样本县中，145 个县均报告其教育、财政部门对学校完善食堂财会制度进行了指导，占比97.97%，还有 3 个县（2.03%）报告没有进行相应的指导。分区域来看，中部23 个县均有指导，西部 111 个县有 109 个县（98.20%）进行了指导，东部 14个县有 13 个县（92.86%）进行了指导。分试点县类型来看，97 个国家试点县有 96 个县（98.97%）进行了指导，51 个地方试点县有 49 个县（96.08%）进行了指导，两者相差不大。这说明绝大部分调研县均将财务管理工作作为农村义务教育学生营养改善计划的重点之一，保证资金使用安全。

（二）超九成的县其全部学校均对营养改善资金收支情况设立了专门台账

教育部等十五部门联合颁发的《农村义务教育学生营养改善计划食品安全

保障管理暂行办法》中提到"食品安全管理制度主要包括：……进货查验和台账记录制度"。财政部、教育部印发的《农村义务教育学生营养改善计划专项资金管理暂行办法》中提到"学校负责专项资金日常使用管理……加强食堂（伙房）会计核算"。分析结果显示，147 个样本县中有 134 个县其全部学校都对营养改善资金收支情况设立了专门台账，占比 91.16%；9 个县报告绝大部分学校有专门的台账，占比 6.12%；仅有 4 个县报告所有学校都没有专门的台账，占比 2.72%。

表 2-5 的分析显示，分区域来看，东部 14 个样本县中有 13 个县（92.86%）的全部学校都有专门台账，1 个县（7.14%）的绝大部分学校有，不存在都没有台账的县；中部 22 个样本县中，有 20 个县（90.91%）全部学校都有专门台账，还有 2 个县（9.09%）所有学校都没有台账；西部 111 个样本县中，有 101 个县（90.99%）的全部学校都有专门台账，8 个县（7.21%）的绝大部分学校有专门台账，还有 2 个县（1.80%）所有学校都没有台账。分试点县类型来看，地方试点县（86.00%）全部学校都有台账的比例低于国家试点县（93.81%），都没有台账的县的比例也略高于国家试点县。

表 2-5　分区域和试点县类型学校设立
专门台账的情况统计　　　　　　　　（单位：%）

区域和试点类型		全部学校都有	绝大部分学校有	都没有
区域	东部	92.86	7.14	0
	中部	90.91	0	9.09
	西部	90.99	7.21	1.80
试点类型	国家试点	93.81	4.12	2.07
	地方试点	86.00	10.00	4.00

（三）八成以上的县有来自中央财政的专项资金，四成以上的县有县级投入资金

调查发现，146 个有效样本县中，共有 121 个县 2015 年收到了中央财政农村义务教育学生营养改善计划专项资金，占比 82.88%，各县中央财政专项资金从 62 万元到 10 926 万元不等；25 个县没有中央财政专项资金，占比 17.12%。147 个有效样本县中，52 个县（35.37%）有省级投入，各县的省级投入从 8 万元到 3935 万元不等；95 个县（64.63%）没有省级投入。143 个有效样本县中，

26 个县（18.18%）有地市级投入，各县的地市级投入从 1 万元到 1869 万元不等，117 个县（81.82%）没有地市级投入。146 个有效样本县中，61 个县（41.78%）有县级投入，各县的县级投入从 5 万元到 3902 万元不等；85 个县（58.22%）没有县级投入。143 个有效样本县中，仅有 2 个县（1.40%）有社会团体捐赠资金，捐赠金额分别为 16 万元和 175 万元；141 个县（98.60%）没有捐赠资金。本地问卷调研覆盖东、中、西部三个地区的省份、涵盖国家试点县和地方试点县，对国家试点县来说，学生营养改善计划的资金主要来自中央财政专项资金，部分地区会有来自省、市、县的配套资金；对于地方试点县来说，则主要靠省、市、县的财政资金和国家奖补资金，上述调研结果也与此相对应。

146 个有效样本县中，84 个县报告 2015 年度的营养改善计划经费有结余，占比 57.53%；62 个县没有结余，占比 42.47%。对有结余的县，结余资金的用途主要是：大部分县均是结余资金上缴县财政，待新学期扣减下年度指标；少部分县用于食堂建设、改造、设备配置和维护等，或用于学校基础建设和校园改造；个别县用于义务教育均衡发展、给学生购买糕点、提高学生饭菜质量、上交省财政。

分试点县类型来看（图 2-9），97 个国家试点县中，11 个县有省级投入资金，占比 11.34%；5 个县有地市级投入资金，占比 5.15%；21 个县有县级投入资金，占比 21.65%；可以看出，国家试点县营养改善计划的资金主要来自中央财政专项资金，此外县级投入的县所占比例最高，其次是省级投入，地市级投入占比最小。52 个地方试点县中，40 个县有省级投入，占比 76.92%；21 个县有地市级投入，占比 40.38%；40 个县有县级投入，占比 76.92%；可以看出，对地方试点县来说，营养改善计划资金主要来自省级和县级投入。

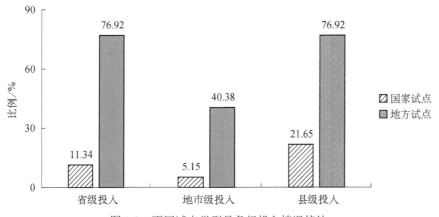

图 2-9 不同试点类型县各级投入情况统计

（四）超八成的县其学校有外聘营养餐工作人员，超四成的县外聘人员工资全部由财政支出

《财政部　教育部关于印发〈农村义务教育学生营养改善计划专项资金管理暂行办法〉的通知》提到"供餐增加的运营成本、学校食堂聘用人员开支等费用，由地方财政负担"。调查发现（图 2-10），138 个有效样本县中，各县就职于各农村义务教育学校学生营养餐工作的人员总数在 2 到 2384 人之间，其中119 个县有外聘人员，占比 86.23%；仅 19 个县没有外聘人员，占比 13.77%。119 个有外聘人员的县中，4 个县的工资支出数据缺失，有效数据为 115 个县；各县外聘工作人员每月的工资总支出在 1 万元到 184 万元不等，其中，48 个县的外聘人员工资全部由财政支出，占比 41.74%；其他 67 个县则是多种途径支出的结合，占比 58.26%。经统计分析发现，115 个县学校外聘工作人员月均工资为 1566.64 元，最低值为 556.59 元，最高值为 3376.62 元。单独就外聘工作人员工资的财政支出情况来看，89 个县的财政支出在 1 万元到 172 万元不等，占比 77.39%，另外 26 个县（22.61%）完全没有财政支出。另外还有两种支出途径：一为学校自筹经费支出，60 个县（52.17%）的该支出在 1 万元到 163 万元不等，其他 55 个县（47.83%）完全没有该经费支出；二为其他经费支出，11 个县（9.57%）的该支出在 1 万元到 77 万元不等，其他 104 个县（90.43%）完全没有该经费支出。

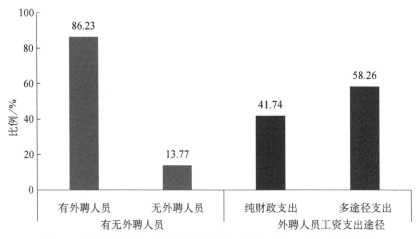

图 2-10　学校营养餐工作有无外聘人员及其工资支出途径情况统计

（五）近两成县为保障营养餐运营提高了公用经费标准

《财政部　教育部关于印发〈农村义务教育学生营养改善计划专项资金管理暂行办法〉的通知》提出"学校食堂（伙房）的水、电、煤、气等日常运行经费纳入学校公用经费开支。供餐增加的运营成本、学校食堂聘用人员开支等费用，由地方财政负担"。调查分析发现（图2-11），148个有效样本县中，29个县为保障营养餐运营提高了公用经费标准，占比19.59%；119个县没有提高，占比80.41%。问卷调研显示，41.89%的县其全部学校提供一顿完整午餐，22.30%的县有76%～99%的学校提供一顿完整午餐，21.62%的县还有1%～75%的学校提供一顿完整午餐，14.19%的县其所有学校均未提供一顿完整午餐。同时，对学校的调研显示，近八成学校采用学校食堂供餐的模式。可见，学校食堂供餐是本次调研县采取的供餐模式主体，必然带来水、电、煤、气等日常运行经费开支的增加，国家也有明确的政策规定这部分开支应纳入学校公用经费开支。现实情况是仅有不到两成的县提高了公用经费标准，增加的开支可能会挤占其他公用经费的开支，进而影响学校的正常运转。县级政府应在经费上对食堂供餐模式的学校给予更多的支持，既保障营养餐的正常运营，也保证学校其他方面的正常运转。

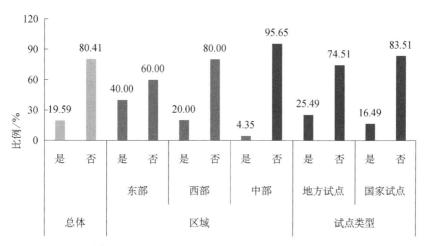

图2-11　样本县是否为保障营养餐运营提高了公用经费标准情况统计

关于各样本县调查时（2016年下半年）所在学期的公用经费标准，统计分析显示，132 个有效样本县中，小学公用经费标准最小值为 150 元/学期，最大值为 1060 元/学期，均值为 461.23 元/学期，标准差为 192.16；初中公用经费标准最小值为 150 元/学期，最大值为 1260 元/学期，均值为 606.12 元/学期，标准差为 243.51。由此可见，各样本县间的公用经费额度差距较大，经费较少的区县，如果采用学校食堂供餐模式的话，甚至不足以保障营养餐的正常运营。

（六）超一成的国家试点县学生还有其他地方性的膳食营养补助

调查分析显示，97 个国家试点县中，仅有 13 个县纳入营养改善计划的学生还有其他地方性的膳食营养补助，占比 13.40%；其他 84 个县均没有其他地方性补助，占比 86.60%。在 13 个有其他补助的县中，仅有 9 个县回答了地方性的膳食营养补助金额，具体为，有 1 个县报告每人每天 0.7 元，2 个县报告每人每天 0.8 元，3 个县报告每人每天 1 元，1 个县报告每人每天 1.1 元，2 个县报告每人每天 2 元。

五、信息公开和公众监督情况

（一）绝大部分县会通过各种渠道主动公开学生营养改善计划相关工作文件、报告、账目等，其中使用最多方式是网站公开

教育部等十五部门联合颁发的《农村义务教育学生营养改善计划信息公开公示暂行办法》提到"地方各级政府应定期将主动公开的信息，通过政府公报、新闻发布会、政府网站、报刊、广播、电视等便于公众知晓的方式公开"。分析结果显示（图 2-12），149 个样本县中，148 个县都认为有必要通过各种渠道（99.33%）主动公开学生营养改善计划相关工作文件、报告、账目等，仅有 1 个县（0.67%）认为没有必要。在调查的 8 个渠道中，选择最多的首先是县级政府或教育等网站，共有 123 个县选择此项，占比 82.55%；其次是 58 个县选择了电视这个渠道，占比 38.93%；再次是 51 个县选择了政府公报的形式，占比 34.23%；接下来的渠道还有广播、报刊、政府微信公众平台和其他等方式，

比例为 21.48%～31.54%；新闻发布会的形式使用的相对较少，仅有 14 个县使用过这种方式，占比 9.40%。关于其他的方式，主要有以下几种：下发文件，召开会议，公开举报电话；教科局下发或转发有关文件；在学校公示栏进行公示等。

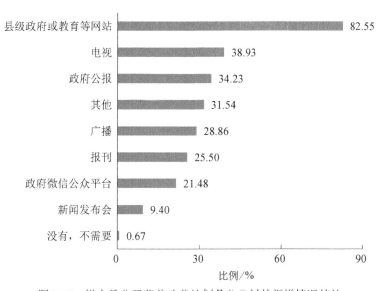

图 2-12　样本县公开营养改善计划各项资料的渠道情况统计

调研组在实地调研过程中发现，部分省、市、县对农村义务教育营养改善计划的国家政策存在理解上的偏差，认为国家的补助应是全额补助、提供一顿免费午餐，而不应让家长再额外支付费用，从而导致家长原来的伙食费支出完全退出，影响改善学生营养健康的效果，造成经费上的"挤出效应"，偏离了营养改善计划的目标。省市级政府层面应全面、准确理解并广泛宣传营养改善计划政策要求，引导各试点县统筹膳食补助、"一补"资金、地方投入、家庭分担、社会捐助等，做加法添营养，防止出现挤出效应。各试点县需加强学习，认真领会、准确理解国家政策文件精神，并按相关要求加以落实。此外，应充分调动并发挥县级层面自身的积极性、主动性，不能总是抱有"等、靠、要"的思想，期待中央一步到位，解决所有问题。

（二）超九成的县民众可通过公布的监督电话反馈意见

国务院办公厅在《关于实施农村义务教育学生营养改善计划的意见》提到"(五)强化监督检查……设置监督举报电话和公众意见箱,广泛接受社会监督"。分析结果显示,仅有 1 个县报告没有可以反馈的渠道,占比仅为 0.67%,其他99.33%县均有可反馈的渠道。其中各县使用最多的反馈渠道是公布的监督电话,首先是 147 个县（98.66%）均设置了这个渠道；其次是 64 个县（42.95%）均有政府网站设置的相关信息论坛；再次是 63 个县（42.28%）设置的电子邮件；接下来依次是其他（后续说明）、政府官方微博、官方报刊或电视台,占比为 12.08%～19.46%。选择"其他"选项的县,反馈的渠道方式有公众意见箱、信访、家长会、县长信箱等。

六、基层工作人员的意见和建议

（一）超六成的县倾向于优先提高质量

农村义务教育学生营养改善计划自实施以来,取得了明显成效,为促进教育公平、提升教育质量提供了有力支撑。当前,营养改善计划只针对农村义务教育阶段的学生,没有覆盖幼儿园、高中和城市义务教育阶段的学生；还有不少试点县反映目前营养餐只能维持基本的吃饱水平,还无法满足吃得有营养的水平。对此,学界和实践层面也出现了对于营养改善计划应先注重优先提高质量还是优先扩大覆盖面的争论。问卷调研分析结果显示,在推进营养改善计划工作时,149 个样本县中,99 个县倾向于优先提高质量,占比 66.44%；26 个县倾向于优先扩大覆盖面,占比 17.45%；16 个县认为应该两者兼顾,即提高质量的同时扩大覆盖面,占比 10.74%；还有 8 个县的情况是目前已实现营养改善计划全覆盖,更加注重提高质量,占比 5.37%。可见,从实践层面来看,较多的县支持优先提高营养餐的质量。

分区域来看（图 2-13）,东部和西部地区支持优先提高质量的县所占比例相差不多,均略高于平均水平；中部地区支持优先提高质量的县所占比例低于平均水平 14.27 个百分点。东部和中部地区支持优先扩大覆盖面的县所占比例相差无几,均高于平均水平 8 个百分点左右；西部地区支持优先扩大覆盖面的县所占比例低于平均水平 3.04 个百分点。

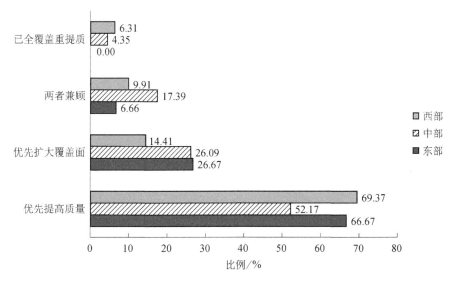

图 2-13 分区域样本县倾向于优先提高质量还是扩大覆盖面情况统计

分试点县类型来看,国家试点的 97 个县中,65 个县倾向于优先提高质量,占比 67.01%,略高于平均水平;16 个县倾向于优先扩大覆盖面,占比 16.49%,低于平均水平;11 个县倾向于两者兼顾,占比 11.34%;5 个县已实现营养改善计划全覆盖,更加注重提高质量,占比 5.16%。地方试点的 52 个县中,34 个县倾向于优先提高质量,占比 65.38%,略低于平均水平;10 个县倾向于优先扩大覆盖面,占比 19.23%,高于平均水平;5 个县倾向于两者兼顾,占比 9.62%;3 个县已实现营养改善计划全覆盖,更加注重提高质量,占比 5.77%。

（二）工作困难主要集中在人员不足、经费紧缺、食堂和食品安全问题、监管责任重难度大等方面

农村义务教育学生营养改善计划工作程序多、流程繁杂、涉及不同方面的工作人员,每一个环节都关乎学生的餐食是否营养健康、资金使用是否安全规范。在实地调研中也发现,县级营养办在具体推进工作实施的过程中,也面临一些亟须解决的困难和问题。问卷调研中,使用主观题的方式,请各县说明存在的困难和问题。对 149 个样本县的回答进行分类整理后发现,各县在推进实

施营养改善计划工作中，存在的困难和问题主要集中在相关工作人员不足、经费紧缺、食堂和食品安全问题、监管责任重难度大等方面。

在相关工作人员方面存在的困难和问题中，有 43 个县（28.86%）反映食堂工勤人员多为临时工或年龄偏大，待遇低、无保险等，导致队伍不稳定，解决工资待遇困难大，学校经费压力大，管理困难；37 个县（24.83%）反映由于缺少营养改善计划工作人员编制，学校食堂从业人员大都由教师兼任，增加了教师工作量且无补助，对学校教研和教学工作造成了一定影响，教师有抵触情绪；14 个县（9.40%）反映学校缺少专职的营养配餐人员，不能做到各类食材的科学合理搭配，相应的培训非常少；11 个县（7.38%）反映学校营养餐专职管理人员短缺，都是兼职，给管理带来难度；10 个县（6.71%）反映县营养办工作人员均为临时抽调人员，工作不稳定，工作人员少，缺乏相关的专业知识，保障机制不健全，没有落实工作机构、人员编制等。

在工作经费方面存在的困难和问题中，有 31 个县（20.81%）反映实施营养改善计划工作后，食堂新增的临聘人员工资待遇、水电燃料等配套经费很难得到落实，地方财政无力负担或财政压力大；20 个县（13.42%）反映食堂运营经费挤占学校公用经费，学校压力大负担甚至运转困难；16 个县（10.74%）反映县营养办缺少办公经费，执行起来有一定难度，应设立专项经费；11 个县（7.38%）反映国家 4 元/生/天的补助标准偏低，不足以免费供餐，收费容易引起家长的异议；10 个县（6.71%）反映新建、改扩建食堂资金缺乏；5 个县（3.36%）反映财务管理不规范，职能部门协调不到位，采购当地农产品无法提供正规票据，学校报账不顺畅；2 个县（1.34%）反映学校食堂耗费大量的财力，且资金绩效差。

在食堂和食品安全、监管责任重难度大方面存在的困难和问题中，有 38 个县（25.50%）反映食品安全责任重，学校点多面广，监管难度大；23 个县（15.44%）反映食堂建设和配套设施不足，资金短缺，无法满足学生的就餐需要；21 个县（14.09%）反映膳食营养单一，食谱制订不科学，课间加餐供奶学生存在厌食情绪和浪费食品现象；11 个县（7.38%）反映农村小学、教学点人少，食堂建设跟不上，难以开展食堂供餐；7 个县（4.70%）反映食堂管理人员专业素养不高，食堂操作不够规范；6 个县（4.03%）反映食材运输成本高；5 个县（3.36%）反映缺乏营养健康教育。

此外，还有 9 个县认为在推进实施营养改善计划中不存在困难和问题；8 个县认为目前实施范围仅限农村义务教育阶段中小学生，没有覆盖县城学校学生、集中办学来县城的农村学生和农民工子弟、幼儿园学生等，惠及学生有限；2 个县认为困难家庭界定难，部分乡镇困难户档案没建好，导致低收入家庭认定欠准确全面。

（三）编制、经费、硬件设施和培训等方面的意见建议突出

问卷调研除了关注县级层面实施的困难和问题外，也请各县提供更好实施营养改善计划的建议和意见。对 148 个有效样本县的回答进行分类整理后发现，各县对营养改善计划工作的建议和意见主要集中在落实学校营养改善计划工作人员的编制和相关经费问题、加大财政专项资金投入完善食堂硬件及配套设施、加强对营养餐相关从业人员的培训等方面。

具体来说，有 65 个县（43.92%）建议政府部门应落实学校营养改善计划工作人员的编制和相关经费问题，以稳定队伍，减轻任课教师的工作量等；29 个县（19.59%）建议应加大财政专项资金投入，完善食堂硬件及配套设施；26 个县（17.57%）建议应加强对营养餐相关从业人员的培训，提高管理水平和操作技能；23 个县（15.54%）建议应设置独立的县级营养办并落实人员编制；21 个县（14.19%）建议国家应提高学生营养餐经费补助标准；15 个县（10.14%）建议政府应加大营养餐资金投入；15 个县（10.14%）对营养改善计划工作没有意见或建议；14 个县（9.46%）建议应加强营养师队伍建设；13 个县（8.78%）建议应扩大营养餐的覆盖面，在农村义务教育学生的基础上，涵盖幼儿园、县城义务教育学校和高中学校等学生；9 个县（6.08%）建议应因地制宜采取灵活的供餐模式；8 个县（5.41%）建议应加大对贫困地区、小规模学校营养改善计划的支持力度；7 个县（4.73%）建议应出台政策落实各成员单位职责。

此外，还有 4 个县（2.70%）建议灵活使用营养改善计划资金；3 个县（2.03%）建议加强政策宣传，开展食育教育；2 个县（1.35%）建议应及时拨付营养改善计划资金。

第三节　学校供餐条件、模式和管理情况

抽样调查样本学校数 1790 份，收回问卷 1449 份，有效问卷 1348 份。从地区分布来看，由于国家试点主要在中西部地区，所以中西部学校占比约 90%。从学校类型来看，完全小学和独立初中学校数量占比较大，分别达到 45%、31.80%。以学段划分，小学阶段学校数占比过半，约为 58%。

一、学校供餐条件与模式

（一）学校提供的营养餐类型以午餐为主

调查显示，学校提供的营养餐以"午餐"为主（图 2-14），选择的学校占比为 75.87%，其次选择比较高的是提供"早餐"（51.60%）。这表明，有很多学校提供的营养餐不止"一餐"。

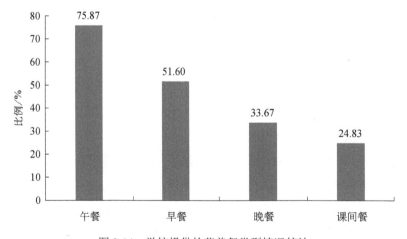

图 2-14　学校提供的营养餐类型情况统计

在四种营养餐供餐类型中，从为全体学生都免费提供的学校比例情况来看（图 2-15），课间餐免费提供情况比较好，有 90.11% 的学校为全体学生免费提供；其次是午餐，有 62.09% 的学校免费提供午餐，有 59.57% 的学校为全体学生免费提供营养早餐。此外，还有一些学校在提供的营养餐中对部分学生收费，其

中晚餐缴费情况相对比较普遍，约有 34.18%的学校全体学生需要缴费才能享用晚餐，课间餐收费的学校比例最低，只有约 3%。

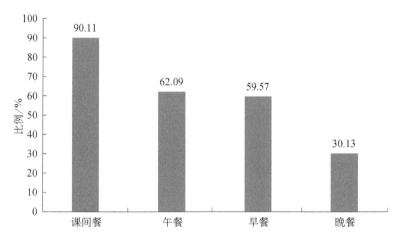

图 2-15 四种营养餐供餐类型中为全体学生免费提供的学校统计

（二）学生营养餐以学校食堂供餐为主

数据显示，在样本学校中有 77.60%的学校以本校食堂供餐的方式为学生提供营养餐；其次是课间加餐（9.30%）；极少的学校采取家庭（个人）托餐或小伙房供餐的形式，比例都只有 0.52%（图 2-16）。在学校类型上，独立初中采取学校食堂供餐形式的比例最高，达到 84.58%；在地域分布上，所在地为乡和镇的学校采取食堂供餐的比例最高，分别有 83.48%和 83.39%；在试点类型上，国家试点的学校采取食堂供餐的比例为 79.22%，略高于地方试点 74.85%的比例。

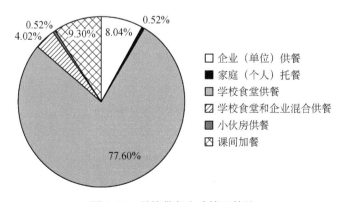

图 2-16 学校供餐方式情况统计

（三）近九成的营养餐试点学校建有食堂

数据显示，样本学校中有 89.99%的学校建有食堂且正在使用（图 2-17），其中，在这些学校中近 85%的学校由本校食堂提供餐食，还有近 15%的学校采取企业（单位）供餐等其他形式供餐，在做法上还不符合政策的相关要求。就"没有食堂"的学校而言，在学校类型上，村小教学点的比例最高，达到 28.16%，独立初中比例最低，仅有 1.87%；在地域分布上，村和县（城区）的学校比例较高，分别为 16.27%和 12.26%；在试点类型上，国家试点和地方试点学校比例相近，分别有 7.90%和 8.80%。

应适当增加运营经费、配备食堂等后勤工作人员。调查发现，许多学校没有专门的食堂后勤工作人员，营养餐原料采购、组织学生就餐等工作均由教师兼任，既增加了教师的工作量，引起教师的抵触情绪，也使得营养餐工作的实施存在诸多不规范等问题，尤其是实施课间餐形式的学校，牛奶、面包等餐食由授课教师或班主任承担食材的收发。部分地区存在营养餐运营经费紧张，食堂职工工资待遇偏低、人员流动较高、对兼任后勤工作的专任教师没有补贴等问题，学校不得不从公用经费中挤出部分资金用于保障营养餐运行。囿于营养改善计划中并无专项资金用于后勤人员的配备，因此，需要各级政府在财政能力允许的情况下，适当为后勤人员缺乏的学校补充有关工作人员，减轻专任教师承担的非教学任务量。

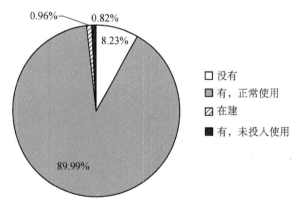

图 2-17　试点学校食堂建设情况统计

（四）七成的学校使用网管供水

总体上，有 70.03%的学校具有网管供水，水源安全相对具有保障，还有 1.11%学校没有水源，还需要从河塘等处取水。在学校类型上，具备网管供水比例最低的是村小教学点，只有 48.28%，还有 3.45% 的村小教学点没有水源，其他类型的学校均有超过 70% 的比例具有网管供水；在地域分布上，所在地为县城和镇的学校具备网管供水能力的比例较高，分别为 90.97% 和 79.60%，所在地为乡和村的学校的比例较低，分别有 56.71% 和 57.18%；在试点类型上，国家试点学校具有网管供水的比例为 65.68%，低于地方试点 77.40% 的比例。

（五）多数学校没有营养师设计的营养餐食谱

数据显示，超过六成的营养餐试点学校没有营养师设计的营养餐食谱，学校提供的餐食大多按照当地的饮食习惯制作，只有 33.40% 的学校具有营养餐食谱（图 2-18）。在这些学校中，在学校类型上，除了村小教学点具备营养餐食谱比例较低（只有 26.16%）以外，完全小学、独立初中、一贯制学校和完全中学具有营养食谱的比例均在 30% 以上，其中完全中学的比例最高，为 36.54%；在地域分布上，所有的学校具有营养食谱的比例均在 30% 以上，相对而言，乡村学校比例略低，县镇学校比例稍高，其中县（城区）学校比例最高，为 37.66%；在学校试点类型上，地方试点的学校具有营养食谱的比例为 36.00%，略高于国家试点学校的 31.87%。

应适当调整营养餐食材种类。调查发现，许多学校提供的营养餐食材变化不大，食品种类比较单一，长时间食用容易导致学生厌食，甚至是产生或加重食物浪费现象，如很多学校提供的营养早餐长期为鸡蛋或者课间餐为牛奶与面包，学生普遍会产生日久而腻，也容易导致学生摄入的营养类型单一。另外，调查发现，很多学校还不具备营养食谱，食堂工作人员的营养知识不足、营养健康意识不够，普遍存在制作的食品偏油、偏咸等现象。

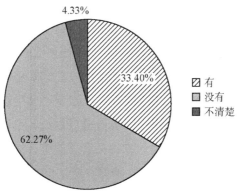

图 2-18　学校营养餐食谱设计情况统计

（六）三成以上学校将"一补"资金直接用于学生在校就餐

调查显示，选择将家庭经济困难寄宿生生活补助资金"发放给学生个人"的学校比例最高，为37.12%，其次是选择将寄宿生生活补助资金"存入饭卡或者发放餐券"的学校比例，有17.42%，还有16.21%的学校选择将补助资金"统筹在学校营养改善计划中使用"；也有11.89%的学校将补助资金以其他形式使用，其中主要的形式就是将补助资金"打入学生家长银行卡"或者直接"发给学生家长"。将补助资金直接发放给学生个人，有助于减少经费被克扣、截流、挤占和挪用等问题的产生。但是，将补助资金直接"发给学生家长"的方式则需要纠正。一方面，从补助金使用形式上看，这种方式是不恰当的；另一方面，从资金的使用上，这种方式也无法保证补助资金能够真正被用到贫困学生生活上，因而背离了补助资金项目的初衷。

二、学校供餐管理总体情况

（一）学校内部营养餐管理总体比较规范

从实施情况数据填报来看（图2-19），有约97.09%的学校安排了专人负责按时、真实填报数据。在不同类型的学校中，一贯制学校和村小教学点未安排专人填报的比例较高，分别有6.90%和6.36%；不同所在地的学校中，村学校未安排专人填报数据的比例较高，达到4.81%；在不同试点类型的学校中，国家试点和地方试点学校未安排专人填报的学校比例基本一致，分别为2.84%和3.02%。但在对校际数据整理过程中发现，营养餐实施还存在以下几种情况：一是对享受营养餐的学生数量不明确，部分学校在填报数据时关于营养餐就餐人数，前后填报的数据不一致。二是对营养改善计划中的基本要求不是很熟悉，如有部分学校在餐食留样工作上并没有按照国家要求实施等。三是有误填、漏填和虚报情况，如有关营养餐运营、食堂职工工资、学生缴费等情况，填报数据五花八门，明显不符合实际情况。营养改善计划统计数据是国家制定和完善相关营养改善政策的重要基础，是国家评估营养改善计划实施效果等的重要依据。同时，这一数据也可以为各省（自治区、直辖市）、各地（市）发现、调整和完善营养改善计划中存在的不足及留存资金管理等提供重要参考。因此，各级政府和学校要进一步增强数据收集与管理意识，高度重视并准确反映现实情况，避免因误填、错填和漏填数据带来的决策失误。

从学校安排陪餐情况看（图 2-19），有近 88.74%的学校安排了陪餐，以维持学生就餐秩序。在学校类型上，村小教学点没有陪餐的比例最高，达到 15.03%，其次是一贯制学校和完全中学，比例分别为 13.79%和 13.46%；在地域分布上，所在地为县城和乡村的学校未安排陪餐的比例较高，分别有 16.77%和 13.25%；在试点类型上，地方试点学校未安排陪餐的比例为 15.90%，高于国家试点学校的比例（8.53%）。在陪餐补助上，绝大部分学校没有对陪餐人员给予补助，比例达到 93.21%，只有 6.79%的学校有陪餐人员补助，但是仅有 22 所学校注明了每天的补助金额，其中，10 所学校每天补助陪餐人员 4 元，10 所学校每天补助 5 元，各有 1 所学校每天补助 10 元、20 元。

从学校垃圾分类情况看（图 2-19），垃圾分类实施情况不如专人填报数据和陪餐情况好，只有 62.98%的学校实施了垃圾分类。在学校类型上，村小教学点和完全中学未设置分类垃圾箱的比例较高，分别为 44.83%和 44.23%，其次是一贯制学校，比例是 39.08%；在地域分布上，除县城学校未设置分类垃圾箱比例（28.39%）稍低外，镇和乡村学校未设置的比例均高于 35%，其中乡村学校比例最高，为 38.52%；在试点类型上，国家试点和地方试点学校未设置分类垃圾箱的比例相近，分别为 39.03%和 32.20%。

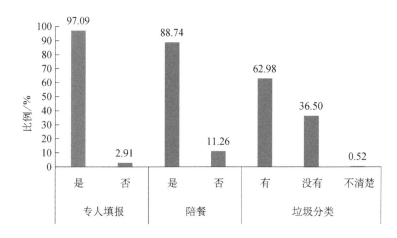

图 2-19 学校内部营养餐管理情况统计

（二）超八成学校成立了膳食委员会

调查数据显示，有 85.64%的学校成立了膳食委员会，还有 14.36%的学校未成立。在学校类型上，成立膳食委员会比例最高的是独立初中，为 90.87%，其次是一贯制学校和完全小学，比例分别是 89.53%和 85.29%，村小教学点成立的比例最低，有 73.56%；在地域分布上，不同所在地学校成立委员会的比例差距不大，镇学校比例最高，为 89.67%，村学校比例最低，也有 81.10%；在试点类型上，国家试点学校成立委员会的比例是 86.39%，略高于地方试点学校的 84.37%的比例。

（三）学校基本能做到营养餐信息公开但程度不一

调查数据显示，有 98.83%的学校可以做到营养餐信息的公开，但对于具体信息而言，不同学校公开的程度并不一致。其中，学校公开营养餐信息最多的是"周食谱"，学校比例为 91.25%；其次是对"就餐人数"信息的公开，学校比例达到 90.88%；公开程度最弱的信息是"日支出总量"，选择公开该信息的学校比例只有 74.63%。

（四）学校普遍开展了营养改善计划工作的宣传

2011 年，国务院办公厅下发的《关于实施农村义务教育学生营养改善计划的意见》指出，要高度重视农村义务教育学生营养改善计划的宣传工作，制订切实可行的宣传方案，充分利用各种媒体，采取多种形式，向社会准确、深入宣传这项惠民政策。调查显示，有 97.77%的学校开展了学生营养改善计划宣传教育工作，采取的宣传形式有开展班会、开展家长会、自制板报、制作宣传栏、发放宣传单等，部分学校利用微信等媒介计划在家长群体中开展宣传活动，及时将营养餐实施的相关情况通报家长群体。

（五）学校普遍开展了食品安全与营养健康教育培训工作

2011 年，国务院办公厅下发的《关于实施农村义务教育学生营养改善计划的意见》要求加强营养教育，各地区和有关部门要充分利用各种宣传教育形式，向学生、家长、教师和供餐人员普及营养科学知识，培养科学的营养观念和饮食习惯。调查显示，几乎全部学校开展了营养科学知识普及工作，比例高达99.26%。从宣传对象上看，针对学生的食品安全与营养健康知识普及情况最好，有95.47%的学校开展了此项工作；其次是针对学校教职工的培训，学校比例达到87.54%；对学生家长的食品安全和营养健康知识培训与宣传工作相对比较弱一些，开展的学校比例只有59.72%，明显低于其他对象群体。

就家长培训情况而言，在学校类型上，完全中学没有开展营养知识培训的比例最高，有51.92%，村小教学点没有开展培训的比例最低，只有37.93%；在地域分布上，乡和镇学校没有开展家长培训的比例是最高的，分别为44.59%、41.54%，县城学校没有开展的比例最低，只有30.97%；在试点类型上，国家试点和地方试点学校开展食品安全和营养健康教育培训工作并无差别，开展此项工作的学校比例分别为59.79%和59.60%。

三、资金安全管理

（一）九成以上的学校设立有资金收支专门台账

总体上，乡村学校在设立资金收支专门台账或财务人员培训等营养餐常规管理上比县镇学校略弱。数据显示（表2-6），有87.75%的学校既设立有专门资金收支台账且财务人员等接受过业务培训。另外，也有2.10%的学校既未设立资金收支专门台账，也没有对学校财务人员、报账人员等进行业务培训。

表2-6　资金收支专门台账设立和财务人员培训
情况交叉统计表　　　　　　　　　（单位：%）

比较项		设立台账	
		是	否
参加培训	是	87.75	2.40
	否	7.65	2.10

（二）学校能够做到食堂食材采购与验收人员的分离

调查数据显示，在样本学校中，有97.94%的学校能够做到食堂食材采购人员与验收人员的分离，仅有2.06%的学校尚不能做到食材采购与验收人员的分离。具体而言，从未能做到采购人员与验收人员分离的学校来看，在学校类型上，村小教学点、完全小学和独立初中未能做到食材采购与验收人员分离的比例略高，比例为2.17%～2.38%；在地域分布上，乡村学校未做到分离的比例要比县镇学校的高 1.5 个百分点左右；在试点类型上，国家试点学校未做到分离的比例是 2.61%，高于地方试点的 1.11%的比例。

（三）学校基本能够做到各环节统一管理

调查数据显示，在营养计划实施过程中，学校基本上能够做到采购、入库、出库、营养食谱、餐食留样等相关环节的统一管理，只有极少数的学校选择了"不清楚"这些项目要求是否做到统一。在这些项目中（图2-20），学校选择比例最低的是营养食谱，比例为87.15%，选择比例最高的项目是餐食留样，比例为94.11%，而且在这些做到餐食留样的学校中，有87.50%的学校能够确保餐食留样48小时。

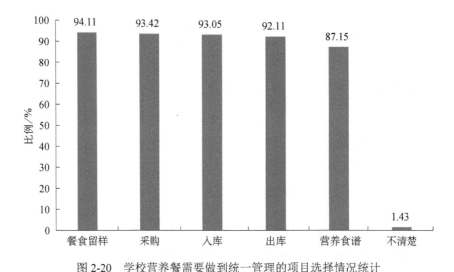

图 2-20　学校营养餐需要做到统一管理的项目选择情况统计

（四）九成以上的学校没有对外承包本校食堂

调查数据显示，有约 94.33%的学校没有将本校食堂对外承包，只有 5.67%的学校食堂仍对外承包。在食堂没有外包的学校中，有 85.44%的学校由本校食堂供餐，但也有 4.62%的学校由企业（单位）供餐。

就学校食堂对外承包情况而言，在学校类型上，所有的村小教学点都没有将食堂外包，而完全中学外包的比例比较高，有 17.65%；在地域分布上，外包食堂的学校比例由县、镇、乡、村依次降低，县（城区）学校外包食堂的比例最高，达到 10.69%，村学校比例最低，仅有 1.14%；在试点类型上，国家试点学校和地方试点学校外包食堂的比例接近，分别有 5.99% 和 5.11%。

四、食品安全管理

（一）学校基本能够保障食堂的食品安全

调查数据显示（图 2-21），有 98.20% 的营养改善计划实施学校食堂采购的肉类具有检疫证明；有 97.63% 的学校食堂已经取得餐饮服务许可证，仅有 2.37% 的学校食堂还没有取得餐饮服务许可证；有 98.78% 的学校食堂确保全部从业人员都具有健康证。这表明，学校食堂从源头上确保了食品安全，在食品制作和人员管理上也符合相关规定和要求，因而能够保障学校食堂的供餐安全。

从业人员健康检查情况较好。每年检查一次的学校比例有 82.01%，其次是每六个月一次，学校比例有 17.01%；在学校类型上，每年能够对食堂从业人员健康情况至少检查一次的学校比例相对较低的是村小教学点，有 97.67%，而独立初中 100% 的学校都能够做到；在区域分布上，能够年度至少检查一次的学校比例，由县、镇、乡依次递减，比例分别为 100%、99.42% 和 98.17%；在试点类型上，国家试点学校的比例为 98.83%，略低于地方试点学校的 99.34% 的比例。

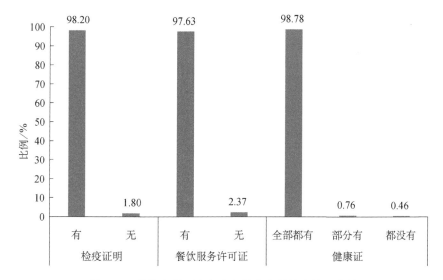

图 2-21　学校食品卫生安全和从业人员健康情况统计

（二）近九成的学校营养食品留样情况符合国家要求

2012 年，教育部等十五部门联合印发的《农村义务教育学生营养改善计划实施细则》等文件要求，每餐次的食品成品必须留样。留样食品应按品种分别盛放于清洗消毒后的密闭专用容器内，并放置于专用冷藏设施中冷藏 48 小时。调查显示（图 2-22），有 87.31%的学校能够做到每餐次食品留样 48 小时，还有 12.69%的学校食品留样情况不符合国家规定，其中有极少数（0.24%）的学校并不留样。具体而言，在学校类型上，一贯制学校食品留样工作最好，学校比例达到 91.36%，完全中学比例最低，有 82.35%；在地域分布上，县城学校食品留样 48 小时的学校比例最高，达到 91.04%，乡所在地学校比例最低，有 85.78%；在试点类型上，国家试点学校食品留样 48 小时的学校比例为 86.60%，略低于地方试点学校的 88.52%的比例。

在学校食品采购是否有产品合格证明、供货清单或采购清单等凭证方面（图 2-22），有 99.84%的学校都能做到采购有产品合格证明等凭证的食品材料，只有极少数的食材因就近购买等原因没有相关凭证。

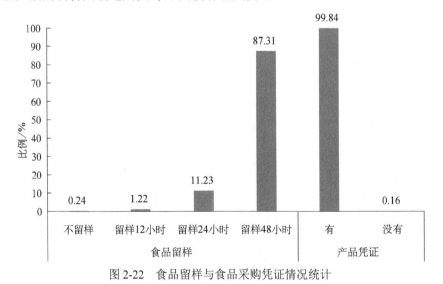

图 2-22　食品留样与食品采购凭证情况统计

（三）学校食堂卫生安全自查、食堂具备相对独立空间情况较好

调查数据显示，绝大多数的学校能够做到至少每月一次的学校食堂卫生安

全自查（图 2-23），其中，每周检查一次的学校比例最高，达到 69.16%，每月一次的学校比例也有 26.49%。在学校食堂是否具有独立的原料存放空间、食品加工操作空间、食品出售空间及就餐空间方面，有 92.48% 的学校表示具有相对独立的空间，还有 7.52% 的学校不具备这种条件。具体而言，在学校类型上，完全中学食堂空间条件是最好的，具有独立的各功能空间的学校比例达到 98.04%，村小教学点食堂空间条件最差，只有 75.19% 的学校具有独立的功能空间；在地域分布上，村学校食堂空间条件比较差，仅有 83.71% 的村学校食堂具备独立的功能空间，县城的学校条件最好，这一比例达到 95.79%；在试点类型上，国家试点学校中有 90.92% 的学校食堂有独立的功能空间，这一比例略低于地方试点的 95.13%。

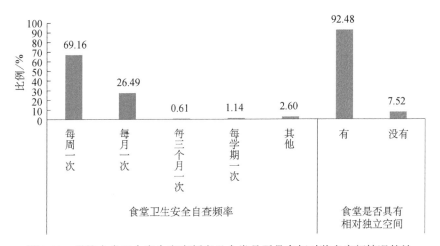

图 2-23 学校食堂卫生安全自查频率及食堂是否具有相对独立空间情况统计

（四）学校普遍对餐饮工具消毒且以蒸煮消毒柜消毒为主

2011 年，国务院办公厅在《关于实施农村义务教育学生营养改善计划的意见》提出，要把食品安全摆在首要位置，要加强对食品原料采购、餐具消毒、设备清洁等环节监督管理。调查显示，学校基本都能做到对餐饮工具的消毒。从消毒方式看，以蒸煮消毒柜消毒的学校比例最高，达到 85.83%，其次是选择清水洗涤，学校比例有 62.46%（图 2-24）。

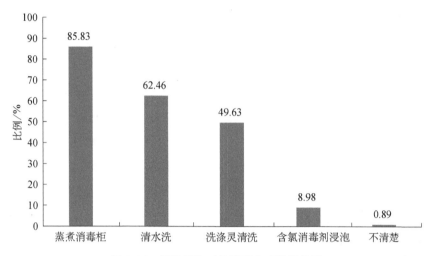

图 2-24　学校餐饮工具消毒方式情况统计

第四节　职工队伍建设与工作情况

食堂职工作为营养改善计划供餐过程中的关键参与者，其队伍稳定性在一定程度上影响着营养餐食的按时供应。职工自身的健康素质及营养素养，对学生的营养餐食摄入效果有着重要影响。

食堂职工问卷调查共有 8548 人参与，其中女性工作人员 6212 名，占比 72.67%；男性工作人员 2336 名，占比 27.33%；其中东部地区女性职工占比 69.85%，中部地区女性职工占比 72.80%，西部地区女性职工占比 72.87%。可以说食堂职工的主力军为女性。

东部地区省份选取浙江、福建、广东 3 省，回收有效问卷 544 份，占比 6.36%；中部地区选取山西、黑龙江、河南、湖南 4 省，回收有效问卷 956 份，占比 11.18%；西部地区选取广西、四川、贵州、云南、陕西、甘肃、宁夏、新疆 8 省（自治区），共回收有效问卷 7048 份，占比 82.46%。

一、职工入职与体检

（一）近八成的食堂职工通过社会公开招聘获得现在工作

《农村义务教育学生营养改善计划实施细则》第四章第二十一条，以及《农村义务教育学校食堂管理暂行办法》第三章第十七条规定，从业人员不足的，应优先从富余教师中转岗，也可以采取购买公益性岗位的方式从社会公开招聘。调查样本8548名食堂职工中，有1730名为教师转岗或兼职，社会公开招聘人员有6712名，占比78.52%。社会公开招聘比例东、中、西部分别为87.68%、79.81%和77.64%。国家试点地区中78.28%的食堂职工通过社会招聘获得现在工作，地方试点地区中这一比例为79.14%。世界粮食计划署的研究结果显示，社区的参与程度越高，学校供餐计划实施的可持续性及稳定性越强（World Food Program，2013）。因此，面向社会招聘的比例越高，社区居民的参与程度越大，一定程度上促进了营养餐的供餐效益以及营养宣教的溢出效应的发展。

（二）超七成的食堂职工与学校直接签订合约，近两成与教育局签订合约

《农村义务教育学生营养改善计划实施细则》第四章第二十一条，以及《农村义务教育学校食堂管理暂行办法》第三章第十七条规定，人员招聘按照省定标准、县级聘用、学校使用的原则进行。参加问卷调查人员中，有7732人（90.45%）与招聘一方签订了聘任合同，816人（9.55%）没有签订。签订合同中有1289人（16.67%）是与教育局签订，5611人（72.57%）与学校签订，262人（3.39%）与劳务公司签订，412人（5.33%）与餐饮公司签订，其他158人（2.04%）未明确签约对象。国家试点中，有92.34%的食堂职工签订了聘任合同，其中有71.99%的食堂职工直接与学校签约，有18.20%的食堂职工与教育局签约，还有2.15%的食堂职工是与劳务公司或者餐饮公司签订合约的；地方试点中，有85.65%的职工签订了聘任合同，其中有78.03%是直接与学校签订的聘任合同。东、中、西部地区签订聘任合同的百分比分别为86.58%、88.70%、90.99%，其中东、中、西部地区与学校直接签订聘任合同的比例依次为85.68%、78.39%、72.11%。

（三）九成食堂职工在入职前持有有效的健康合格证，并且接受过相关部门开展的食品安全方面的培训

《农村义务教育学生营养改善计划实施细则》第四章第二十一条规定，从业人员必须具备相关条件。8548名样本食堂职工中，有7753名（90.70%）在入

职前持有健康合格证，795 名（9.30%）未持有健康合格证，其中，承担不起体检费用的为 38 名（4.78%），没有时间去体检的为 72 名（9.06%），不知如何获取健康合格证的为 155 名（19.50%），不需要健康合格证的为 476 名（59.87%），其他原因未在入职前获得健康合格证的为 54 名（6.79%）。国家试点地区食堂职工在入职前持有健康合格证的比例为 90.57%，地方试点地区这一比例为 91.04%。东、中、西部地区这一比例相差不大，依次为 91.54%、91.84% 及 90.48%。在入职前没有获得健康合格证的原因中，不需要健康合格证的情况依然出现，地方试点这一比例竟高达 75.00%，东部地区这一比例为 84.78%。

8548 份问卷中，90.35% 的食堂职工在入职前接受过食品安全培训。国家试点地区该比例为 89.31%，地方试点地区为 92.99%。中部地区接受问卷调查的食堂员工中，在入职前接受过食品安全培训的比例最高，为 92.78%；东部次之，为 91.36%，均高于全国平均水平；西部地区这一比例最低，为 89.94%。

（四）超九成的食堂职工在入职后每年进行健康体检

《农村义务教育学生营养改善计划实施细则》第四章第二十一条，以及《农村义务教育学生营养改善计划食品安全保障管理暂行办法》第四章第十一条规定，从业人员"每年必须进行健康检查"。8548 名食堂职工中，有 211 人（2.47%）在入职后未接受过健康检查，7061 人（82.60%）每年检查一次，1276 人（14.93%）每年检查两次，符合文件要求比例达到 97.53%。地方试点地区 98.55% 的职工每年接受健康检查，高于国家平均水平，国家试点地区这一比例为 97.13%，略低于全国平均水平。东部、中部地区差别不大，均高于全国平均水平 1 个百分点；西部地区略低于全国平均水平。

（五）近七成的学校食堂对于学生和食堂职工的配比符合规定

《农村义务教育学生营养改善计划实施细则》第四章第二十一条，以及《农村义务教育学校食堂管理暂行办法》第三章第十七条规定，地方政府应为学校食堂配备数量足够的合格工作人员。《全国学生营养办关于切实解决好当前营养改善计划实施中五个突出问题的通知》第一条指出，"各地要按与就餐学生人数之比不低于 1：100 的比例足额配齐食堂从业人员"。联合分析学校参与营养改善计划的学生数量，全国学生数与食堂工作人员数的比值在 1～50 的有 302

所，50～100 的有 530 所，100～150 的有 269 所，150～200 的有 46 所，200～250 的有 21 所，250～300 的有 13 所，比值在 300 以上的有 28 所。①调查显示，仍有三成多的学校食堂每位食堂职工要服务 100 名以上的学生。建议各地区根据实际情况，合理制定学生人数与食堂职工数的比值，配齐足够数量的合格工作人员。

（六）近三成的食堂职工在本校工作时间在 5 年及以上

综合分析食堂职工的稳定性，全国有 9.74% 的食堂职工目前工作时间不足一年，有 26.53% 的职工已在该校工作五年及以上。分区域来看，问卷调查数据也显示出多数职工在本校的工作时间为一至两年，结合课题组成员对安徽、福建以及宁夏等地区的实地走访结果，目前食堂职工队伍的稳定性仍有较大的提升空间。而这一不稳定现象也进而在一定程度上影响了职工培训的效果。

二、职工培训

（一）六成以上的工作人员按照规定，入职后按时接受相关培训

《农村义务教育学校食堂管理暂行办法》第三章第十八条规定，"学校应在食品药品监督管理部门和营养专业人员的指导下对食堂从业人员定期组织食品安全知识、营养配餐、消防知识、职业道德和法制教育的培训"。8548 名食堂工作人员中，有 5286 人（61.84%）在入职后按照国家文件规定同时接受了食品安全卫生、营养配餐、消防知识、职业道德、法制教育等五个方面的培训；有 4865 人（56.91%）除上述培训外，还添加了针对紧急情况（燃气或煤气泄漏、学生食物中毒等）的危机应对方面的培训。图 2-25 表明针对六个方面的培训开展较为均衡。

地方试点地区，入职后按照国家文件规定同时接受了食品安全卫生、营养配餐、消防知识、职业道德、法制教育等五个方面的培训职工比例最高，为 68.27%；除此之外，64.12% 的职工所在学校额外开展了针对紧急情况（燃气或

---

① 数据范围为前开放后封闭，如 1～50 的意义为大于 1 且小于等于 50。

煤气泄漏、学生食物中毒等）的危机应对方面的培训。

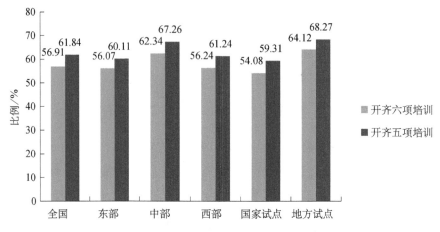

图 2-25　入职后开齐五项培训和额外开展危机应对培训的情况统计

（二）超九成的职工按照要求定期参加食品安全培训，超三成的职工每年接受四次及以上食品安全培训

《农村义务教育学生营养改善计划食品安全保障管理暂行办法》第四章第十一条，以及《全国学生营养办关于切实解决好当前营养改善计划实施中五个突出问题的通知》第一条规定，从业人员必须定期参加有关部门和单位组织的食品安全培训。8548 名食堂职工中，入职后有 179 人（2.09%）未接受过食品安全方面的培训，2377 人（27.81%）每年接受一次相关培训，2864 人（33.50%）一年接受两次培训，368 人（4.31%）一年接受三次培训，2760 人（32.29%）一年内接受过四次及以上食品安全方面的培训。地方试点地区有98.84%的职工每年参加食品安全方面的培训，国家试点地区的比例为97.54%。东、中、西部地区每年接受食品安全培训的职工比例依次为97.06%、99.79%、97.72%。课题组成员的实地走访结果验证了问卷调查结论，即绝大多数的食堂职工都能够做到按时接受培训，但相关负责人也明确表示培训效果不佳。分析这一现象存在的原因，食堂职工绝大多数来自社区家庭中赋闲在家或务农的妇女，其自身的素质在一定程度上影响了对培训知识的理解和实践。因此，建议在之后的培训工作中应考虑培训对象的特征，丰富培训形式及手段，加大对培训效果的考核力度。

三、职工视角的餐食供应

（一）超九成的学校每周为学生制订多样化的营养餐计划，近一成的学校开展勤工俭学活动以补充营养餐

《关于实施农村义务教育学生营养改善计划的意见》，以及《农村义务教育学生营养改善计划实施细则》第三章第十三条规定，供餐食品特别是加餐应以提供肉、蛋、奶、蔬菜、水果等食物为主，有条件的学校可适度开展勤工俭学，补充食品原料供应；结合学生营养健康状况、当地饮食习惯和食物实际供应情况，科学制订供餐食谱。

对于营养餐食物的多样性，有 91.13% 的职工反映学校提供新鲜蔬菜，88.93% 的学校食堂为学生提供猪肉、牛肉、鸡肉等肉类，88.03% 的学校提供鸡蛋等蛋类，67.14% 的学校食堂提供豆腐、豆浆等豆制品，66.38% 的学校提供馒头、粥、米粉、面条等主食，牛奶及水果的供应比例相对较低，仅 43.04% 的学校食堂提供牛奶等奶类，31.06% 的学校提供水果。调查发现，云南省部分学校会为学生提供青稞面包等具有地方特色的食物。

全国样本学校中仅有 8.12% 的学校开展勤工俭学活动来补充营养餐，勤工俭学的形式主要有种菜（39.02%）、养猪等家畜（29.38%）、养鸡鸭等家禽（8.67%），种植果树（16.28%），以及其他一些形式（6.65%）。不同国家和地区推行学校供餐的初衷和目的不同，决定了在计划实施过程中学生参与供餐环节的形式和程度各有不同，如大部分低收入国家及中等收入水平国家的供餐目的是吸引学生到学校接受教育，提高学生饮食的营养摄入，对于学生的饮食素养以及对于农业的认知没有要求。而高收入水平国家近年来呈现出重视学生、家长、教师等整个供应链上涉及人群的营养知识储备以及动手能力的趋势，并推出各种形式的学校菜园作为饮食教育的平台。结合这一趋势，以及我国对于劳动教育的重视，建议学校可以结合自身的课程特点及地理优势，加大对学生饮食教育的实践环节的比重。

（二）超九成的食堂职工认为学生基本喜爱本校食堂提供的营养餐，供餐量适当且浪费不多

对于每次营养餐学生的剩余食物量，有 75 人（0.88%）选择非常多，422

人（4.94%）选择比较多，4606 人（53.88%）选择比较少，3445 人（40.30%）选择非常少。综合来看，有 8051 人（94.19%）认为学生基本喜爱本校食堂提供的营养餐并且供餐量适当。东部地区学生浪费情况最少，仅为 2.76%，西部地区学生浪费比例最高，为 6.09%。总体来看，国家试点以及地方试点地区学生对营养餐的浪费程度与国家平均水平相差不大。

（三）近七成的学校将剩饭剩菜给养殖企业或个体处理

对于剩菜剩饭的处理方式，68.06%的食堂职工所在学校交给养殖企业或个体处理，9.67%的选择进行填埋，8.47%的学校内部养殖用，5.11%的学校选择直接进入废物堆或流入下水道，3.22%的学校进行堆肥，1.57%的学校用于制造沼气，还有 3.90%的学校选择其他途径进行处理。其他情况主要是给教师家属、工友等带回家喂养家禽。厨余的处理方式有待改进。对于没有食用过的剩余食品，可以借鉴大连金普新区学校供餐模式中的相关举措，将剩余的主食进行打包并适当定价供教师购买，所售费用可用于食堂供餐的运营。对于食用过的剩菜剩饭则可采用"向上向下"的策略，"向上"需要定期估算每一餐的大约消耗，在准备食物时尽量做到足量但不浪费；"向下"则是结合当下美丽乡村的发展趋势，加大沼气池等的建设及循环利用，促进营养餐供应的可持续发展。

四、食堂建设和管理情况

（一）超九成的职工所在学校配备了专职或兼职食品安全管理员

《农村义务教育学生营养改善计划食品安全保障管理暂行办法》第四章第十条规定，"学校、供餐企业（单位）、托餐家庭（个人）应当建立健全食品安全管理制度，配备专职或兼职食品安全管理员"。8548 名食堂职工中共有 8324 名回答了这个问题，8142 名食堂职工所在学校中配备了专职或兼职食品安全管理员（95.25%），182 名食堂职工所在学校中尚未配备专职或兼职食品安全管理员（2.13%），还有 224 名食堂职工没有回答这一问题（2.62%）。中部地区有 98.43%的食堂职工所在学校配备了专职或兼职食品安全管理员，高于国家平均水平。东部地区和西部地区这一比例相差不大，均略低于国家平均水平。地方试点配备比例为 96.85%，比国家平均水平高出 1.6 个百分点。

食品安全管理员对于学生餐食的安全要履行诸多责任。《农村义务教育学生营养改善计划食品安全保障管理暂行办法》第四章第十条规定"食品安全管理制度主要包括：从业人员健康管理和培训制度，从业人员每日晨检制度，加工经营场所及设施设备清洁、消毒和维修保养制度，食品（原料）、食品添加剂、食品相关产品采购索证索票、进货查验和台账记录制度，食品贮存、加工、供应管理制度，食品安全事故应急预案以及食品药品监管部门规定的其他制度"。虽然九成多的学校按照相关规定配备了食品安全管理员，但是对其职责履行情况和考核办法却没有明确的说明，具有实际工作中管理、指导及监管方面的安全隐患。

（二）超八成的食堂职工所在学校能对每餐食品留样并保存 48 小时

《农村义务教育学生营养改善计划实施细则》第五章第二十五条，以及《农村义务教育学生营养改善计划食品安全保障管理暂行办法》第四章第十五条规定，"每餐次的食品成品必须留样。留样食品应按品种分别盛放于清洗消毒后的密闭专用容器内，并放置于专用冷藏设施中冷藏 48 小时"。对于营养餐每餐次食品的留样保存，有 72 人（0.84%）选择其学校不留样，有 264 人（3.09%）选择留样 12 小时，有 906 人（10.60%）选择留样 24 小时，有 7306 人（85.47%）所在学校按照国家规定，选择留样并保存 48 个小时。地方试点地区学校这一比例最高，为 88.93%，高于国家平均水平 3.46 个百分点；国家试点地区学校的比例最低，为 84.11%，低于国家平均水平 1.36 个百分点。分区域来看，中部地区学校这一比例最高，为 87.13%。这一结果与校长问卷调查结果完全一致。

（三）近九成的职工按照规定用肥皂等卫生用品及流动清水洗手消毒

《农村义务教育学生营养改善计划食品安全保障管理暂行办法》第四章第十一条规定，"工作前、处理食品原料后、便后用肥皂及流动清水洗手"。8548 名食堂职工中，89.59%（7658 人）的人员按照国家相关文件规定，在处理食品及分餐前、处理食品原料及使用卫生间后，用肥皂等卫生用品及流动清水洗手消毒。16 人（0.19%）不洗手，189 人（2.21%）选择用盆里的水洗手且不用肥皂等卫生用品，685 人（8.01%）选择用盆里的水洗手且用肥皂等卫生用品。联合分析学校问卷，685 名用盆里的水洗手且用肥皂等卫生用品的职工所在学校，有 80.48% 是因为没提供网管供水。东部地区和中部地区全部职工在处理食品及分餐前、处理食品原料及使用卫生间后均洗手，西部地区有 0.23% 的职工未洗手。东部地区按照要求用流动清水洗手消毒的比例达到 95.22%，西部地区次之，为 89.43%，中部地区该比例最低，为 87.55%。国家试点地区这一比例略低于全国平均水平，地方试点地区该比例高于国家平均水平 1.33 个百分点。根据世界粮食计划署的跟踪研究显示，校园供餐要最大化实现实施效益，需要和基于学校开展的多个项目统筹推进，如除虫、饮用水建设、洗手等（World Food Program，2013）。因此，建议相关部门应尽快完成网管供水的基础设施建设，并加强和引导与饮食卫生习惯相关的知识教育及实践行为。

（四）近五成职工所在学校为学生提供公共餐饮具

8548 名食堂职工中，有 46.34% 的职工（3961 人）所在学校为营养餐学生提供公共餐饮具，52.09% 的职工（4453 人）所在学校的学生自带餐饮具，1.57% 的职工（134 人）所在学校的学生使用一次性餐饮具。东部地区有 77.94% 的学校为营养餐学生提供公共餐饮具，西部地区这一比例最低，为 43.57%。国家试点地区有 43.82% 的学校为营养餐学生提供公共餐饮具，低于国家平均水平 2.52 个百分点；地方试点地区这一比例高于国家平均水平 6.42 个百分点。

（五）超九成提供公共餐具的学校采用热力方法进行消毒

《农村义务教育学生营养改善计划食品安全保障管理暂行办法》第四章第十六条规定，"按照要求对食品容器、餐用具进行清洗消毒，并存放在专用保洁设施内备用。提倡采用热力方法进行消毒。采用化学方法消毒的必须冲洗干净"。对于提供公共餐饮具的学校，主要使用的消毒方式有清水洗（46.13%）、洗涤灵等清洗（43.17%）、蒸煮消毒柜等方式（98.32%），以及含氯消毒剂浸泡等方式（10.96%）。

《农村义务教育学生营养改善计划食品安全保障管理暂行办法》第四章第十六条规定，"不得使用未经清洗和消毒的餐用具"。对于餐饮具的消毒频率，有 3921 人（95.94%）所在学校做到每天消毒一次。对于消毒记录，89.59% 的食堂工作人员所在学校能够做到每次都记录。东部地区有 83.23% 的学校能够做到每天给公共餐饮具消毒一次；国家试点地区这一比例为 97.50%，稍高于全国平均水平。

（六）超七成的职工按照要求出现发热、腹泻、皮肤伤口或感染、咽部炎症等有碍食品安全病症时立即离岗

《农村义务教育学生营养改善计划食品安全保障管理暂行办法》第四章第十一条规定，"发现有发热、腹泻、皮肤伤口或感染、咽部炎症等有碍食品安全病症的人员，应立即离开工作岗位"。对于必须立即离开工作岗位的情况，6423人（75.14%）所在学校严格按照国家规定出现四种情况中任何一种均必须立即离岗。8548 名参与问卷调查的职工中，仍有 2070 人选择了"人手少得带病工作"，有 94 人选择"不需要离岗"，说明职工对食品安全认知水平还需提高。

五、职工待遇

（一）超九成的食堂职工能够按时获得每月工资，超五成的职工月工资在 1000 元以上

《农村义务教育学校食堂管理暂行办法》第三章第十七条规定，"地方政府应为学校食堂配备数量足够的合格工作人员并妥善落实人员工资及福利"。对于食堂工作人员的每月收入情况，有 47 人（0.55%）选择每月收入 500 元以下，902 人（10.55%）选择 500 元至 1000 元之间，4734 人（55.38%）选择在 1000 元至 2000 元之间，1399 人（16.37%）选择在 2000 元至 3000 元之间，还有 1466 人（17.15%）选择在 3000 元以上。具体分析，无论是东部经济发达省份，还是西部经济较为落后地区，均有部分食堂工作人员月收入在 3000 元以上，也有部分人员月收入在 500 元以下，且与工龄无明显相关，与学校属性也无明显相关。

对于能否每月按时收到工资，7765 人（90.84%）选择工资每月定期发，625 人（7.31%）选择会偶然拖延发放，有 158 人（1.85%）认为大部分时间都会拖延发放。西部地区的食堂职工选择工资每月定期发放的比例最低，为 89.66%；东部地区这一比例最高，为 97.98%。

（二）校方责任险购买情况较好

8142 人（95.25%）所在学校为食堂工作人员购买了校方责任险。中部地区购买校方责任险的比例最高，为 98.43%，高于全国平均水平。东部地区这一比例为 94.49%，略低于国家平均水平。地方试点地区这一比例高于国家试点地区。

第五节　来自学生的评价及其影响因素

学生是农村义务教育学生营养改善计划的主要受益者，在营养餐需求上最具有发言权，其满意程度也是衡量营养餐供给和投入有效性的重要标志。政府是投资和实施营养餐的主体，学生是政策接受者，二者之间需求和供给之间存在不对等的风险。充分重视学生对营养餐工作的评价、满意度及其影响因素，对改进营养餐供给方式和提高投资效率具有重要的理论价值和现实意义。

学生问卷调查共有 42 259 人参与，其中男生占 48.48%，女生占 51.52%；其中汉族占 66.55%，少数民族占 33.45%；小学生占 57.65%，初中生占 42.35%；寄宿生占比 49.9%。由于营养改善计划是以学校为单位实施，参与调查的学生中有 7.96%的学生为城镇户籍。

一、营养改善计划覆盖到了目标群体

接受营养改善计划的学生家庭条件在当地属于一般及以下的比例为 84.65%，其中比较差和非常差的比例达到 16.17%，说明营养改善计划比较精准地覆盖到了目标群体。

值得注意的是，接受营养改善计划的学生家庭整体受教育水平较低，祖辈养育儿童较多。从国家试点和地方试点县总体来看，受益学生的父母接受过高等教育（大专、本科及以上）的比例仅为 5.34%，高中学历的比例为 14.47%，家长学历为初中的比例为 51.39%，小学及以下的比例达到 24.05%。还有 4.75%的学生不清楚父母教育程度。其中，国家试点地区学生父母受教育水平更低，小学及以下的占 27.47%，比地方试点地区高了 10 个百分点。低学历家庭往往缺乏有关营养知识和技能，这也是农村地区成为劣质食品市场的原因之一。营养改善计划不仅为这些家庭学生提供了营养干预，也通过对营养知识的宣传提升了农村人口的营养认识水平，为学生的健康发展改善了环境。

样本县受益学生中有 51.39%能够与父母共同生活，19.61%的学生由祖辈照顾，2.47%的学生由其他人照顾（图 2-26）。国家试点地区能够与父母共同居住的学生比例只有 48.85%，比地方试点地区的低了 7.39 个百分点。多数农村祖辈能够做饭，但农村祖辈整体文化水平较低、生活水平较低、营养观念不强、烹饪水平不高，所以，受益学生对学校供餐有着切实需求。

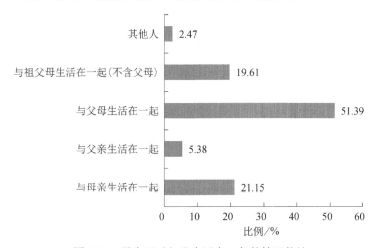

图 2-26 学生平时与谁生活在一起的情况统计

二、试点地区供餐能力评价

（一）大部分地区 4 元补助标准落实到位

我国从 2011 年开始实施旨在改善集中连片特困地区义务教育阶段学生营养状况和身体素质的农村义务教育学生营养改善计划，每生每日补助标准为 3 元。2014 年 11 月，中央财政安排的营养改善计划国家试点地区提高了补助标准，每生每日补贴提高 1 元，达到每生每年 800 元。多数地方试点地区的补助标准也随之提高。两类样本县合计的调查结果显示，除去 7.51%的学生不了解营养餐补助标准外，有 4.78%的学生表示补助标准仍是 3 元，75.55%的学生表示营养餐补助标准为4元,还有12.16%的学生享受的补助标准超过了国家标准,提升到5~6元。

（二）大部分学生能够吃饱吃好

午餐是营养改善计划供餐的主要形式,学生能否吃饱是项目效益的重要指标。在学校吃午餐且没有课间餐的学生中,79.32%的学生表示基本能够吃饱,16.75%的学生表示大部分时间能够吃饱,3.93%的学生表示经常吃不饱。图2-27显示关于营养餐能否吃饱的问题存在地区差异,中部地区和国家试点的集中连片特困地区营养改善计划仍然有很大改善空间。

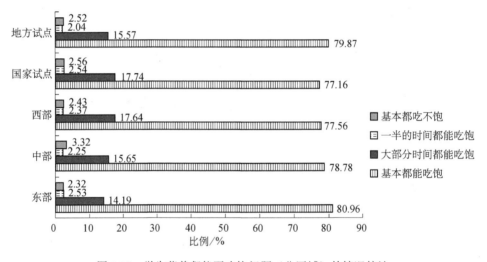

图 2-27　学生营养餐能否吃饱问题（分区域）的情况统计

针对吃不饱问题进行深入分析,学校有食堂的情况下,吃饱饭的比例显著高于没有食堂的学校（表2-7）。这说明国家政策要求有条件的地区要给学校建设食堂是完全正确的。没有食堂的学校采用企业或者中央厨房送餐,由于路途远,时间长,口感、温度和数量都难以保障。

表 2-7　营养餐能否让学生吃饱的情况统计　　　　　　　　（单位：%）

比较项	基本都能吃饱	大部分时间都能吃饱	部分时间能吃饱	基本都吃不饱
学校有食堂	78.86	16.65	2.23	2.26
学校没有食堂	62.94	19.71	6.40	10.95

关于营养餐能否让学生吃得好的问题,问卷调查显示学生认为在学校吃得

好的比例为 29.04%，在学校和在家里吃得一样好的比例为 43.72%，在学校和在家里一样不好的比例只有 0.49%。问卷调查反映出 72.76%的学生对营养餐能吃好问题有着较高的认可度。

营养餐对于家庭经济条件差的学生更为重要，来自经济条件非常差和比较差家庭的学生，将近 50%的学生认为学校吃得更好，家庭条件非常好的学生认为学校吃得更好的比例只有 22.86%（表 2-8）。家庭经济条件非常差的学生与家庭经济条件非常好的学生认为在学校吃得更好的比例相差了 26.48 个百分点，这样的差异再次证明营养改善计划对贫困家庭学生的重要性，也提示我们应考虑营养补助的差异化。

表 2-8　不同家庭条件学生对学校供餐质量的
评价情况统计 （单位：%）

在哪里吃得更好	学生家庭经济条件				
	非常差	比较差	一般	比较好	非常好
在学校吃得更好	49.34	42.55	27.20	21.79	22.86
在家吃得更好	27.37	23.96	26.57	30.05	28.32
一样好	20.93	32.58	45.87	47.79	47.94
一样不好	2.36	0.91	0.36	0.37	0.88

学校有无食堂也影响了学生对营养餐质量的评价。学校没有食堂的情况卜，57.47%的学生对学校供应的营养餐给予积极评价，在有食堂的学校中，学生积极评价的比例则是 73.37%。还有小部分学校出现了供餐时间没有饭的现象。28.40%的国家试点地区学生表示偶尔或经常存在就餐时间没饭吃的现象，高于地方试点地区 3.84 个百分点。分区域报告显示，认为经常存在就餐时间没饭吃现象的学生比例从低到高的顺序依次为中部、西部、东部。试点学校在就餐时间保障学生及时就餐等问题上有较大的改进空间，供餐能力有待进一步加强。

导致就餐时间没有饭吃的原因是多样的，比如，停电、意外天气等，但学校没有食堂增大了就餐时间没有饭吃的风险。学校无食堂的学生报告偶尔遇到的比例比学校有食堂的高了 25.81 个百分点（表 2-9）。农村地区由于学校分布分散、道路条件不好、可选择道路不多、抵抗恶劣天气能力差等原因，不能按时送餐的风险较城市高。

调研中有部分地区更倾向于企业送餐，从本次问卷的调查结果来看，学生对能否吃饱、能否按时吃饭，以及营养餐质量的评价都显示了学校拥有食堂的效果更好。企业送餐从投入到管理于政府而言更为经济高效，从学生利益角度看则不是最优选择。

表 2-9　就餐时间是否遇到没有饭吃的情况统计　　　　　　（单位：%）

学校是否有食堂	经常遇到	偶尔遇到过	从未遇到过
有食堂	3.05	19.90	77.05
没有食堂	2.15	45.71	52.14

（三）中部地区采用课间餐比例最高

分区域看，西部地区学校食堂建设相对进程较快，94.83%的学生反映学校有食堂或伙房，中部地区落后较多，比西部地区约低了 8.54 个百分点。有 78.93%的学生表示平时午餐在学校吃，45.64%的学生在学校吃晚餐。24.17%的学生表示平时在学校吃课间餐或加餐。图 2-28 显示了分试点类型和分区域的学校食堂供餐方式占比情况，提示我们地区差异大于试点类型的差异，中部地区需要给予特别关注。学生回答学校有食堂的比例高于营养改善计划供应正餐比例，反映了部分学校在有食堂的情况下不愿意或者不能提供营养改善计划正餐的现象。实地调研发现，有的学校由于将食堂对外承包不能立刻收回，有的则用食堂经营收费补助学校公用经费的不足或者弥补聘请教学人员的经费不足，有的则因缺乏资金难以维持学校食堂运营。

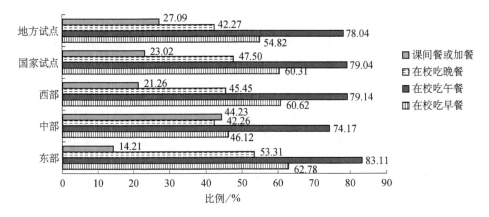

图 2-28　学校食堂供餐方式（分区域）的情况统计

营养改善计划实施模式在不同区域存在差异。在学校吃完整午餐的学生比例上东部地区最高，为 83.11%，其次是西部地区，为 79.14%；国家试点地区学校的学生在校进餐的比例高于地方试点地区学校学生在校进餐的比例。采取课间餐或加餐形式的营养改善措施，中部地区比例最高，为 44.23%，最低的是东部地区。西部地区营养改善计划工作进展快于中部地区，与其寄宿制学校较多、原有食堂建设基础好、中央资金支持力度较大有关，也与贫困人口相对较多、社会需求压力大、对贫困问题认识较深有关。

（四）食堂管理基本规范

管理规范是保障卫生、安全的重要措施，是营养改善计划的能力建设内容，也是营养改善计划可持续发展的基础。从学生反映的角度看，大部分食堂管理工作基本规范。84.01%的学生表示相关工作人员能够经常穿戴工作衣帽、口罩等；从学校安排陪餐情况看，有 84.83%的学生表示学校安排了陪餐；对就餐过程中发现的问题，91.50%的学生表示会采取反映到意见簿、找供餐管理人员或者班主任等方式来处理问题，83.47%的问题得到学校不同程度的解决。

及时更换食谱满足学生成长需要，也有助于提升学生对供餐的评价。调查显示国家试点地区只有 65.92%的学生报告学校每周更新食谱，还有部分学校更换食谱的频率是 2～4 周（图 2-29）。地方试点地区有 5.43%的学生报告说学校从来不更新食谱。国家试点地区和地方试点地区在食谱更新频率上差异不大。不更换食谱的原因多是为了省钱省事，也有部分学校是由于采购运输不便或者认识有限。少数学校不仅离市场远、离农户也很远，这样的学校一般学生较少，师生自力更生开展种养活动作为补充应该可以解决需要。认识有限的学校往往限于管理者群体想办法，较少想到发动师生的力量一起想办法。调研中学生抱怨食堂供应的早餐总是包子，问能否增加油条、煎饼、肉龙、花卷或者面包。做得好的学校则愿意征求学生意见，不仅增强和培养了学生的参与意识和能力，也提升了学生对学校的归属感和满意度。

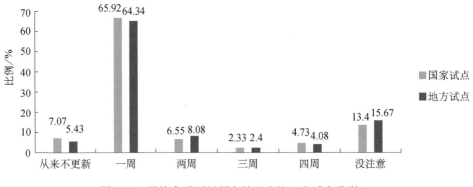

图 2-29　学校食谱更新频率的百分比（分试点类型）

（五）学校基本能做到信息公开

信息公开是现代治理体系建设的要求，是营养改善计划资金安全保障措施之一。问卷调查结果显示，学校基本能做到信息公开但公开程度不一。有 89.92% 的学生表示学校能做到信息公开，但不同学校公开的程度并不一致。其中，评价学校信息完全公开的学生比例是 58.44%，认为大部分信息公开的学生比例达到 19.55%，认为信息公开情况一般的学生比例是 10.08%，认为公开情况不好的学生比例达到 1.85%。

问卷调查结果显示，信息公开程度从高到低顺序依次为西部、中部、东部。国家试点地区的信息完全公开情况低于地方试点地区 3.63 个百分点。国家试点和地方试点都有 10% 的学生从没有注意过信息公开的事情。对于学校来说，将学校开展营养改善计划的信息向学生和社会公开是很好的培养公民的教育案例，但很少有教师将其作为教育材料去分析、评价，有些学校不情愿公开或将信息板置于偏僻的地方，学生没有关注过学校信息公开也就不足为奇了。

三、营养健康教育和宣传工作

（一）学生对营养改善计划认识不足

总体上，只有 43.55% 的学生知道营养改善计划的实施目的是在家庭出资的基础上国家补助从而让学生吃得更好；52.14% 的学生认为营养改善计划是"免费，减轻家庭负担"。小学和初中分别有 40.62% 和 47.61% 的学生能够正确回答。

图 2-30 显示了分试点类型和分区域的情况，国家试点地区的有 42.05%的学生能够正确认识到营养改善计划的实施目的，地方试点地区的学生正确认识比例为 46.35%。东、中、西部地区正确认识比例分别为 55.86%、56.29%和 39.03%。西部地区正确认识比例较低或与西部地区免费比例高有关。出现大比例的学生不了解营养改善计划的政策实施目标，与政策宣传不到位有关。不正确的认识有可能导致挤出效应，家庭减少学生的营养投入，从而让国家补助发挥不了应有的作用；当物价上涨速度高于补助标准提高的速度时，试点学校和地区也很难通过从家庭收费提高学生营养餐质量。

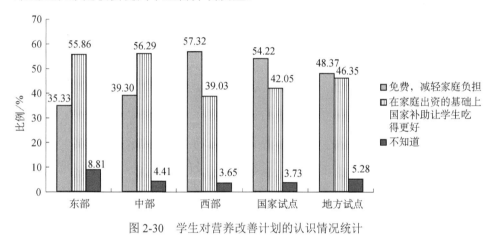

图 2-30 学生对营养改善计划的认识情况统计

（二）营养健康理念得到学生普遍认同

在营养改善计划实施过程中，各种层次多方位的营养健康知识的普遍宣传和教育活动，使营养健康理念得到了大多数学生的普遍认可，开始重视营养搭配的重要性。调查结果显示，有 75.26%的学生重视营养搭配的重要性。也有部分地区和学校的营养教育不到位，仍然有 9.86%的学生不太了解营养搭配的重要性，14.88%的学生认为无所谓。对于这些认为营养搭配无所谓的学生，教育者可能需要考虑改进教育方式，把认识冲突作为一个教育机会，引导其阅读有关学术研究文献，与综合实践活动结合起来开展小实验和调查活动等，用证据教育学生提升对营养健康知识的认识水平。

（三）饮食礼仪教育工作发挥了积极作用

营养改善计划实施过程中，绝大多数学校对学生开展了饮食礼仪、勤俭节约等相关教育和宣传工作。有 98.04% 的学生表示接受了饮食礼仪教育。84.71% 的学生知晓取餐排队，89.22% 的学生知晓不能往地上扔垃圾。60% 以上的学生知晓不能在菜里挑来挑去、嘴里有食物不说话、咀嚼食物不发大声、聚餐时长者先动筷、主动帮助他人以及打喷嚏捂口鼻等饮食礼仪。78.97% 的学生表示能在取餐时有序排队（含自觉排队和学校组织排队就餐）。宣传教育取得了良好的工作成效，增加了学生的饮食健康知识，增强和改进了学生营养健康理念和饮食礼仪。有 51.2% 的学生表示在学校进餐时能做到光盘，仅有 7.8% 的学生存在着较为明显的浪费食物现象。

（四）垃圾分类有关教育实施比例较低

95% 的学生报告学校或者食堂开展了环境保护教育，但是学生实际执行的效果不是很理想，没有将垃圾分类知识和理念落实在生活实践中。学生问卷调查结果显示，0.61% 的学生表示不知道垃圾分类，垃圾随便丢；13.72% 的学生表示不分类，丢在指定处；19.96% 的学生表示将垃圾交给食堂工作人员处理。垃圾分类情况存在地区差异，中部地区试点学校的学生表示学校餐饮垃圾严格执行垃圾分类的比例最高，为 47.64%，最低的是东部地区试点学校；地方试点学校学生反映学校餐饮垃圾严格分类的比例较高，为 50.06%，高出国家试点6.78 个百分点。

四、学生对学校供餐的满意度

（一）学生总体满意度较高

对供餐学校的学生满意度设计了 7 道题目测量，5 点计分，信度系数 $\alpha = 0.954$。问卷结果显示，学生对学校营养餐总体满意度较高。大多数学生表示对学校提供的营养餐总体满意，其中对就餐环境的满意度为 86.16%，饭菜味道满意度为 85.02%，饭菜种类满意度为 84.73%，服务态度满意度为 87.82%，卫生情况的满意度为 87.39%，对饭菜新鲜程度满意度为 86.23%（表 2-10），与中国发展研究基金会的调查结果，即 90% 的家长和学生表示满意相接近（徐海泉和胡小琪，2014）。

表 2-10　学生对营养餐的满意度情况统计　　　　　（单位：%）

满意度	就餐环境	饭菜味道	饭菜种类	服务态度	卫生情况	饭菜新鲜程度
非常不满意	2.38	2.16	2.21	0	2.22	2.21
不太满意	4.79	4.66	4.91	4.09	3.54	3.07
比较满意	41.42	40.84	38.82	36.52	36.19	34.15
非常满意	44.74	44.18	45.91	51.30	51.2	52.08
说不清楚	6.67	8.16	8.15	8.09	6.85	8.49

学生对学校营养餐各项工作不满意的程度由弱到强的顺序依次是服务态度（4.09%）、饭菜新鲜程度（5.28%）、卫生情况（5.76%）、饭菜味道（6.82%）、饭菜种类（7.12%）、就餐环境（7.17%）。

分析学生更重视哪方面的因素，将就餐环境、服务态度、饭菜新鲜程度、卫生情况、饭菜味道、饭菜种类等因素经因子旋转产生一个满意度因子，解释了学生营养餐满意度78.42%的方差（KMO=0.950），各项目的共同度（0.711～0.802）和因子载荷（0.843～0.895）相近，饭菜新鲜程度、味道和种类排在前三位，但与其他几项差距不大，总体上上述各个因素对学生的就餐满意度同等重要。

（二）学生满意度解释模型

整体分析供餐质量满意度（不含吃课间餐的学生）的预测因素，以满意度因子分为因变量，以学生人口学变量、区县背景、学校供餐能力和质量、学校教育和个人认知变量为解释变量分析学生对学校营养餐的满意度。软件采用MLwiN2.16。

首先，建立宏观政策模型，检验区县水平变量效应，即区县所处地区、试点类型和补助标准。区县所处地区代表了经济发展程度，东部地区没有国家试点县，以地方投入为主，中央根据地方投入标准给予不同程度的补助。中西部地区同时存在国家试点和地方试点，中部地区家长参与投入的比例较高，西部地区开展营养改善计划的群体覆盖面最大。区县试点类型分为以中央财政投入为主的国家试点、以地方投入为主的地方试点两个类别。补助标准在一个县基本统一，国家试点每生每天补助标准是 4 元，这 4 元必须用到学生餐费上，运转经费由地方政府自行解决。地方试点仍有补助标准为 3 元的情况，国家试点也会出现政策规定以外的补助标准，例如，扩大覆盖面补助县城学校或者本地政府出资提高农村学生补助标准。有的区县将所有学生标准提高到 4 元以上，有的区县尝试分学段、分学校类型、分家庭类型等差异化补助。由于 4 元为国家试点和地方试点的补助类型主体的标准，参照组采用 4 元补助标准。

模型分析结果显示（表 2-11），地方试点的满意度显著高于国家试点的满意度，一方面地方试点区县政府的主体积极性较高，另一方面地方试点在国家试点积累的经验上开展工作，少走了一些弯路。同为地方试点的情况下，中、西部地区的满意度显著高于东部地区，补助标准效应呈标准越高满意度越高的趋势。不了解标准的学生满意度最低，这些学生可能认为知情权受到侵犯。东部参与调查的部分区县在 2007 年已经开展有补助的农村学生和困难学生的营养餐活动，积累了一定管理经验，也有较高比例区县通过进一步增加学校公用经费或者区县负责食堂职工工资等渠道保障学校食堂的运转经费，而中部地区95.65%的区县没有提高公用经费标准。因此，东部地区的学生满意度低可能与当地社会经济整体发展水平高、学生期望高有关。

表 2-11　区县补助政策模型（模型 1）

参数	系数	标准误
固定效应		
截距	−0.045	0.023
地方试点（参照组：国家试点）	0.09***	0.013
地区（参照组：东部）		
中部	0.11***	0.026
西部	0.07***	0.021
补助标准（参照组：4 元）		
3 元	−0.312***	0.028
5 元	0.141***	0.019
6 元	0.175***	0.029
不清楚补助标准	−0.536***	0.022

*表示 $p<0.05$，**表示 $p<0.01$，***表示 $p<0.001$。全书同

表 2-12 分析学校供餐能力和质量，着重于基本供餐能力、学校管理和卫生等方面，具体包括以下问题：学生在学校吃几餐、营养餐能否让学生吃饱、在学校吃得好还是在家里吃得好、更新菜谱频率、学校如何处理学生对营养餐所反映的问题、学校营养改善计划信息公开情况、食堂伙房工作人员或者分饭菜

的老师的工作衣帽、口罩等穿戴情况。上述变量的效应独立检验时全部显著，学校供餐质量越高、食谱更换频繁、关注卫生、积极公开信息和回应学生诉求，学生满意度越高。

学生是否在学校吃早餐和午餐随着其他教育类变量的加入，对满意度的预测效应不再显著，但是吃晚餐的学生的满意度则显著低于不吃晚餐的学生。考虑是否住宿以后，晚餐的系数变化不大，住宿变量效应也不显著。晚餐效应显著可能与不住宿学生在学校上晚自习有关，很多学生不愿意晚上继续在校学习。

表 2-12　学校供餐能力和质量模型（模型 2）

参数	系数	标准误
固定效应		
截距	−0.232	0.042
有无食堂（参照组：有）	−0.48	0.059
是否吃晚餐（参照组：不吃）	−0.066***	0.01
在学校能否吃饱（参照组：能吃饱）		
多数时间吃饱	−0.027*	0.013
部分时间吃饱	−0.38***	0.033
基本吃不饱	−0.518***	0.033
学校里吃得好吗（参照组：学校好）		
家里更好	−0.457***	0.014
一样好	−0.012***	0.011
一样坏	−0.517***	0.072
食谱更换频率（参照组：几乎不换）		
一周换一次	0.31***	0.022
两周换一次	0.27***	0.028
三周换一次	0.313***	0.037
四周换一次	0.29***	0.032
没注意	0.11***	0.025
食堂员工戴帽子和口罩等（参照组：经常）		
偶尔	−0.27***	0.018
从不	−0.273***	0.032
检查时	−0.484***	0.039
信息公开情况（参照组：不公开）		
一般	0.17***	0.038
大部分公开	0.348***	0.037
全部公开	0.506***	0.036

续表

参数	系数	标准误
没注意	0.295***	0.038
学校处理学生反映的问题情况（参照组：所有问题）		
不知道	−0.534***	0.022
从不处理	−0.904***	0.043
有时处理	−0.476***	0.018
多数处理	−0.231***	0.012

在开展营养改善计划的同时，学校还要开展政策宣传、营养教育、礼仪教育、环保教育等。将学校开展的各类礼仪教育整合为因子分，获得礼仪教育和纪律教育两个维度的因子，方差解释率为 50.729%。分析教育效应模型结果发现（表 2-13），学生重视营养搭配，学校开展有关教育活动都能够显著提高学生满意度。不了解政策目的的学生满意度最低，认为政策目的是提供免费餐食、减轻学生家庭负担的学生满意度最高。加入"学校吃得好还是家里吃得好"这个变量，政策认知的显著性和方向没有改变。这说明学生也偏爱免费，即使家里吃得更好但由于学校的餐食是免费的，满意度也高于其他类别的学生。

表 2-13　营养改善计划有关教育的效应模型（模型 3）

参数	系数	标准误
固定效应		
截距	0.299	0.009
对政策的认知（参照组：免费）		
在家庭支出基础上吃得更好	−0.095***	0.01
不知道	−0.324***	0.026
个人是否重视营养搭配（参照组：非常重视）		
比较重视	−0.093***	0.012
无所谓	−0.115***	0.015
不了解	−0.037***	0.018
教师开展营养教育（参照组：经常）		
有时	−0.422***	0.013
偶尔	−0.793***	0.02
从不	−0.509***	0.035
礼仪教育（中心化）	0.158***	0.005
纪律教育（中心化）	0.06***	0.005
教师是否开展环保教育（参照组：是）	−0.268***	0.024

建立学生个体人口学模型（表2-14），分析个体背景因素与满意度的关系。人口学变量包括性别、民族、年级、是否住宿、户口、家庭经济条件。民族变量效应不显著。初中生的满意度显著低于小学生，这与全国基础教育满意度调查的结果一致，学段越高学生满意度越低（"全国教育满意度测评研究"课题组，2016）。学生能否与父母一起居住也是影响学生成长的一个重要变量。增加"与谁一起居住"以后，与父亲居住和其他人居住的学生满意度显著低于与父母共同居住的学生，与母亲、祖辈居住的学生满意度差异不显著，但是方差减少微弱。因此，最终模型不包含"与谁一起居住"变量。家庭经济条件效应显示，家庭条件越好的学生对营养餐的满意度越高。全国基础教育满意度也获得了相类似的结果，家庭社会阶层越高，学生和家长的基础教育满意度越高。

农村户口学生的满意度高于城镇户口学生的满意度。营养改善计划最初是针对农村学校就读的在义务教育阶段的学生开展的，随着计划的推进，有的地方扩大到县城学校，但是覆盖范围不同，有的仅仅覆盖县城就读的农村户口学生、有的覆盖城镇户口贫困生，有的覆盖所有在义务教育阶段的学生。总体上，农村户口的学生都是政策覆盖的主体和优先保障的。按照我国政策，农村住宿学生享有家庭经济困难寄宿生生活补助，而这部分经费常被用来补贴住宿学生的伙食，可以解释为什么在营养餐满意度上走读学生低于住宿学生。

表 2-14　学生满意度的人口学预测模型（模型 4）

参数	系数	标准误
固定部分		
截距	−0.012	0.041
农村户口	0.069**	0.022
家庭经济条件（参照组：非常差）		
比较差	0.113**	0.036
一般	0.128***	0.034
较好	0.252***	0.037
非常好	0.261***	0.055
初中（参照组：小学）	−0.349***	0.012
走读	−0.041***	0.012

将4个模型整合到一个模型中（表2-15）可以完整预测影响学生满意度的有关因素。各个组别变量的显著性效应基本没有变化，只有人口学变量组的是

否住宿、户口性质的效应不再显著，从模型中剔除。区县模型中的试点类型和地区的效应发生共线性问题，保留试点类型变量。最终模型解释了学生满意度31.40%的变异。

表 2-15　学生满意度的预测模型（模型 5）

参数	系数	标准误
固定部分		
截距	−0.047	0.054
家庭经济条件（参照组：非常差）		
比较差	0.021	0.032
一般	0.01	0.03
较好	0.113***	0.032
非常好	0.231***	0.048
初中	−0.122***	0.01
对政策的认知（参照组：免费）		
在家庭支出基础上吃得更好	−0.055***	0.01
不知道	−0.029	0.026
个人是否重视营养搭配（参照组：非常重视）		
比较重视	−0.048***	0.011
无所谓	−0.06***	0.014
不了解	−0.003	0.017
教师开展营养教育（参照组：经常）		
有时	−0.142***	0.013
偶尔	−0.349***	0.019
从不	−0.244***	0.033
礼仪教育（中心化）	0.067***	0.005
纪律教育（中心化）	0.033***	0.005
教师是否开展环保教育（参照组：是）	−0.087***	0.023
没有食堂	−0.472***	0.059
在学校能否吃饱（参照组：能吃饱）		
多数时间吃饱	−0.01	0.013
部分时间吃饱	−0.309***	0.034
基本吃不饱	−0.474***	0.034
学校里吃得好吗（参照组：学校好）		
家里好	−0.417***	0.014
一样好	−0.007	0.011
一样坏	−0.41***	0.072

续表

参数	系数	标准误
食谱更换频率（参照组：几乎不换）		
一周换一次	0.245***	0.023
两周换一次	0.223***	0.028
三周换一次	0.255***	0.037
四周换一次	0.221***	0.032
没注意	0.116***	0.025
食堂员工戴帽子和口罩等（参照组：经常）		
偶尔	−0.19***	0.018
从不	−0.197***	0.032
检查时	−0.427***	0.039
信息公开情况（参照组：不公开）		
一般	0.18***	0.038
大部分公开	0.316***	0.037
全部公开	0.421***	0.037
没注意	0.286***	0.039
学校处理学生反映的问题情况（参照组：全部处理）		
不知道	−0.406***	0.023
从不处理	−0.746***	0.044
有时处理	−0.375***	0.019
多数处理	−0.184***	0.012
补助标准（参照组：4元）		
3元	0.03	0.025
5元	0.115***	0.017
6元	0.164***	0.025
不清楚补助标准	−0.06**	0.02
地方试点（参照组：国家试点）	0.03**	0.01

第六节　来自家长的评价

　　家长对营养改善计划的实施状况和效果有真实、深刻的体会。他们的反馈和建议可以帮助研究者、政策制定者、政策执行者了解营养改善计划的经验和问题。本次调查从家长对营养餐的满意度、家长营养观及家长对营养改善计划政策理解三个方面来了解营养改善计划的实施情况及成效。

调查共收回有效家长问卷 21 058 份。参与调查的家长大部分是农村户籍，占比达到 88.32%。他们的学历普遍较低，其中 22.03% 的家长是小学或小学以下学历，54.87% 的家长是初中学历，15.32% 的家长是中专或高中学历，7.78% 的家长是大专及以上学历。家长的职业以农民、工人为主，其中，43.49% 的家长从事种植、养殖业工作，20.91% 的家长是工人，10.83% 的家长是私营或个体经营者，23.63% 的家长从事其他职业，还有 1.14% 的家长没有劳动能力。

一、家长对营养改善计划的认识与态度

国务院和相关主管部门高度重视社会各界对营养改善计划的意见和建议。国务院办公厅在《关于实施农村义务教育学生营养改善计划的意见》中提出，相关部门要高度注重舆情分析，广泛听取社会各方面意见和建议，及时改进工作。家长是营养改善计划的利益相关群体，因此，家长的满意度是评价营养改善计划实施效果的重要指标之一。

（一）八成以上家长对营养餐满意

大部分家长对营养餐持积极肯定的态度。在对营养餐的整体评价中，共有 84.43% 的家长表示满意或非常满意；对营养餐的口味和种类，共有 80.61% 的家长表示满意或非常满意；对营养餐的食品安全和卫生，共有 85.78% 的家长表示满意或非常满意（表 2-16）。根据本次调查结果，不同区域相比，东部家长对营养餐表示满意的比例稍低于中、西部。在对营养餐的总体评价中，中、西部分别有 86.20% 和 84.69% 的家长表示满意，东部稍低，比例为 79.92%。对营养餐的口味和种类、食品安全和卫生的评价也是如此，表示满意的中、西部家长比例稍高于东部家长。国家试点地区和地方试点地区对营养餐表示满意的家长比例基本一致。

表 2-16　家长对营养餐的满意度情况统计　　　　　（单位：%）

满意度	对总体	对口味和种类	对食品安全和卫生
非常不满意	1.95	1.35	1.32
不满意	0.77	1.18	0.87

续表

满意度	对总体	对口味和种类	对食品安全和卫生
一般	11.97	15.45	10.76
满意	50.87	52.90	53.73
非常满意	33.56	27.71	32.05
说不清楚	0.88	1.41	1.27

进一步分析发现，不同的供餐方式下家长的满意度有区别。午餐和课间餐是最受家长欢迎的两种供餐方式。在早餐、午餐、加餐或课间餐这三种供餐方式中，家长对午餐的总体情况、口味和种类、安全和卫生感到满意的比例相对较高，其次是加餐或课间餐，最后是早餐（图 2-31）。

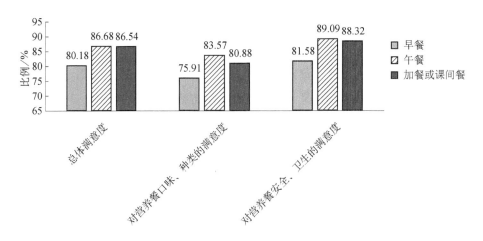

图 2-31　不同供餐方式条件下家长的满意度情况统计

（二）九成以上家长认为营养改善计划对家庭有积极影响

九成以上家长认为营养改善计划对家庭有积极影响。其中，85.98%的家长认为营养改善计划改善了孩子的营养状况、促进了孩子的健康发展，75.80%的家长认为营养改善计划帮助孩子和家人养成了良好的饮食习惯，70.21%的家长认为营养改善计划帮助孩子和家长了解了营养学知识，46.03%的家长认为营养改善计划帮家长节省了时间。其他研究也报告，家长认为营养改善计划让孩子不再吃冷饭、节约回家时间、减轻家里负担（许凤鸣等，2018）。不同区域比较，中部和西部地区报告营养改善计划积极影响的家长比例高于东部。不同试点地区比较，国家试点地区报告营养改善计划积极影响的家长比例普遍高于地方试点地区。

（三）实施营养改善计划后六成以上家庭在孩子身上的饮食支出降低

调查结果显示，与参加营养改善计划之前相比，66.46%的家庭在孩子饮食上的支出减少了，25.28%的家庭在孩子饮食上的支出没有变化，5.19%的家长在孩子饮食上的支出增加了，还有 3.07%的家长不清楚孩子的饮食支出是否有变化。此结果说明，部分地区的营养改善计划存在"挤出效应"。造成"挤出效应"的原因是多方面的。首先，部分家长和学生不理解国家实施营养改善计划的初衷，认为营养餐就是免费餐，从而导致家庭支出的完全退出。其次，因为学生、家长甚至是部分媒体的误解，部分试点学校不敢向家长收取营养餐费用。营养改善计划的出发点是在家庭支出的基础上，为学生提供营养膳食补助，解决学生膳食结构不合理、营养不足的问题。但现在饮食支出降低，影响了改善学生营养状况的效果，违背了营养改善计划实施的初衷。

不同区域比较，中部和西部家庭饮食支出减少的比例较高，分别为67.18%和 68.48%，东部比例稍低，为 51.16%。分试点类型比较，国家试点地区孩子饮食支出减少的比例稍高，为 68.84%；地方试点地区孩子饮食支出减少的比例稍低，为 62.2%。

（四）八成以上孩子享受免费营养餐

国务院办公厅在《关于实施农村义务教育学生营养改善计划的意见》中提出中央财政为试点地区农村义务教育学生提供营养膳食补助，标准为每生每天3 元（全年按照学生在校时间 200 天计算）。从 2014 年 11 月起，中央财政安排的营养改善计划国家试点地区补助将执行新标准，从每天补贴 3 元提高到 4 元，达到每生每年 800 元。同时，该文件提出支持地方试点，对于连片特困地区以外的地区，各地应以贫困地区、民族地区、边疆地区、革命老区等为重点，因地制宜开展营养改善试点工作。

分析结果显示，84.91%的孩子营养餐费用完全由政府负担，家长没有交钱；11.78%的家长为营养餐交了部分钱，3.31%的家长不知道是否额外交了钱。从区域来看，西部地区营养餐完全由政府出钱的比例最高，达到88.48%，东部和中部分别为 77.86% 和 73.17%。中部家长为营养餐交纳部分费用的比例最高，达到 23.73%，东部和西部分别为 13.05% 和 8.99%。从试点类型来看，国家试点地区营养餐费用完全由政府支付的比例稍高于地方试点地区，分别为 86.75% 和 81.62%。

政府实施营养改善计划的初衷是，政府提供 4 元钱的营养膳食补助，在学生原有膳食营养的基础上"做加法"，使他们的营养状况得到进一步改善，而不是为家庭减轻负担。如果家长因为政府提供的补助而把家庭原来承担的孩子伙食费节省了，这样导致的后果是营养改善计划不仅没有改善孩子的营养状况，孩子的营养水平可能反而不如以前。改善学生营养健康状况，不是靠政府包办，需要政府、社会、家庭一起努力。因此，地方政府和学校需要准确地宣传营养改善计划的目的和初衷，建立科学合理的支出分担体系，切实提高学生的膳食营养水平。

（五）七成以上家长愿意为营养餐支付部分费用

在没有为营养餐交钱的学生家长中，74.76% 的家长表示，如果学校提供的营养餐的价格高于国家补助标准，他们愿意交纳差额，25.24% 的家长不愿意交纳差额。从地域来看，东部地区愿意交纳差额的家长比例最高，86.67%；中部地区最低，65.88%。从试点类型来看，地方试点地区愿意交纳差额的比例稍高于国家试点地区的比例，比例分别为 76.23% 和 73.99%。

进一步分析家长愿意和不愿意为营养餐交钱的原因，在愿意交钱的家长中，79.91% 的家长是为了让孩子吃得更好，16.32% 的家长认为孩子在学校吃更省心，3.56% 的家长不愿意让孩子特殊，还有 0.21% 的家长因为其他原因愿意交钱。在不愿意交钱的家长中，48.20% 的家长认为国家应该全包，28.03% 的家长认为在家吃更省钱，14.51% 的家长认为孩子在家吃得更好，还有 9.26% 的家长因为其他原因不愿意交钱。这些结果说明部分家长不理解营养改善计划的目的和初衷，认为营养餐是"免费午餐"。营养改善计划是"做加法"的过程，在现有的午餐基础上做一个补充和改善，并不是国家将这些地区义务教育学生的午餐"全包"了。各级政府和学校在宣传营养改善计划的过程中，需要加强对营养改善计划政策的解读和宣传。

（六）家长对营养改善计划的建议

家长普遍重视学生的饮食结构和健康状况。在调查中，家长对营养改善计划提出了多种建议。第一，大部分家长希望提高营养餐的质量，比如希望饭菜品种多样化，每周更换菜谱，餐后给孩子提供水果，采购新鲜、绿色、健康食品等。第二，家长希望政府和学校加强对营养餐的管理，如改善就餐环境、加强对食品采购的监管、加强安全和卫生管理、加强对资金的监管等。第三，家长希望国家增加对营养改善计划的支持力度，提高补助标准，将营养午餐扩展到营养早餐、营养课间餐和营养晚餐；同时，扩大营养改善计划的覆盖面，为幼儿园学生提供营养餐。第四，家长希望学校加强对学生的饮食健康教育，比如教育孩子要节约粮食、不要偏食。第五，部分家长建议家庭和国家共同出资，进一步提高学生营养餐质量，也有家长建议减少额外收钱。此外，多数家长也对营养改善计划进行了肯定，希望政府能把这项惠民政策坚持实施好。

二、受益家庭的经济能力及营养观

多数（89.05%）受益家庭的经济条件在当地处于一般及以下水平。其中，67.94%的家庭经济条件在当地处于一般水平，17.43%的家庭经济条件比较差，3.68%的家庭经济条件非常差。参加本次调查的家庭，他们的家庭人均年收入是 7900 元，低于 2016 年全国贫困地区农村居民人均可支配收入（8452 元）（国家统计局，2017）。这说明营养改善计划覆盖到了经济困难的家庭。国务院办公厅在《关于实施农村义务教育学生营养改善计划的意见》中提出，各地区和有关部门要充分利用各种宣传教育形式，向学生、家长、教师和供餐人员普及营养科学知识，培养科学的营养观念和饮食习惯。贫困家庭由于经济条件限制对孩子的营养提供能力较差以及对营养科学知识认识不足，尤其需要指导和干预。

（一）约两成家庭假期和周末不能保证孩子一天三顿饭

分析结果显示，假期和周末在家时，14.80%的孩子由于家庭习惯一天只吃两餐，3.60%的家庭没有条件提供一天三顿饭，3.40%的孩子在家不好好吃饭（图 2-32）。

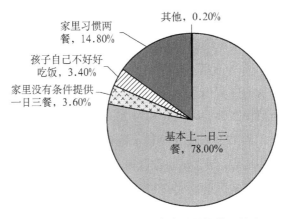

图 2-32 假期和周末孩子在家吃饭的情况统计

不同区域家庭比较，东部的孩子周末和假期在家时能一天吃三顿饭的比例最高，达到94.25%，中部为87.43%，西部最低，只有73.63%。不同区域每天习惯的吃饭餐数不一样，西部家庭习惯一日两餐的比例最高，达到17.91%，中部为8.76%，东部为2.14%。西部家庭没有条件为孩子提供一天三顿饭的比例最高，为4.46%，东部和中部分别为1.41%和1.22%。东、中、西部地区孩子不好好吃饭的比例分别为1.87%、2.26%和3.84%。

不同试点类型比较，83.10%国家试点家庭的孩子周末和假期在家时一天吃三顿饭，地方试点地区为75.40%。国家试点地区有16.75%的家庭习惯一天只吃两顿饭，地方试点地区为11.37%。国家试点地区有3.48%的家庭没有条件提供一天三顿饭，地方试点地区为2.40%。国家和地方试点地区孩子不好好吃饭的比例分别为3.48%和3.22%。

（二）四成以上家庭没有经济能力每天给孩子提供肉类食品

这个题目一方面了解家庭的经济状况，家庭是否有经济能力给孩子提供肉类食品；另一方面也了解家庭的营养观，在有条件为孩子提供肉类食品的情况下是否注重营养均衡。在参与调查的家庭中，43.29%的家庭没有经济能力让孩子每天都吃肉，说明营养改善计划覆盖了需要帮助的群体；34.36%的家庭有经济能力让孩子每天吃肉，但是考虑到吃太多肉不好，限制孩子吃肉的量和次数，说明这些家长注重营养均衡；22.35%的家庭有经济能力让孩子每天吃肉，并且不限制孩子吃肉的量和次数。虽然肉类食品营养价值高，但是吃过量的肉会造成营养过剩，不利于身体健康。

不同地区相比，中部家庭没有经济能力保证孩子每天吃肉的比例最高，达到 53.63%，其次是西部和东部，比例分别为 43.05%和 29.04%。东部 46.48%的家庭有足够的经济能力保证孩子每天吃肉，但是为了孩子的健康限制孩子吃肉的次数和数量，中部和西部的比例分别为 28.0%和 34.03%。东、中、西部分别有 24.47%、18.37% 和 22.92%的家庭孩子吃肉能够管够，孩子想吃就给做。

不同试点类型相比较，国家试点地区有 45.54%家庭没有经济能力让孩子每天吃肉，高于地方试点地区的比例 39.23%。地方试点地区 37.31%的家庭有经济能力让孩子每天吃肉，但是家长会限制孩子吃肉的数量和次数，高于国家试点地区的比例 32.72%。此外，国家和地方试点地区吃肉能管够、孩子想吃就给做的家庭比例基本一致，分别为 21.74%和 23.45%。

在农村地区，家长没有条件每天买菜，如果没有冰箱或冰柜，肉类食品无法存放。家庭是否拥有冰箱或冰柜，一方面反映家庭的经济状况，另一方面影响孩子是否能经常吃肉。调查结果表明，78.60%的家庭有冰箱或冰柜。不同地区比较，东部地区拥有冰箱或冰柜的家庭比例最高，达到 87.99%；西部最低，为 76.98%。不同试点类型比较，地方试点地区的家庭拥有冰箱的比例较高，达到 86.63%；国家试点地区稍低，比例为 75.77%。

（三）一成以上家长经常给孩子喝饮料

是否经常让孩子喝饮料也反映了家长的营养观。整体而言，多数家长反对孩子喝饮料或者只是偶尔给孩子喝饮料。其中，35.64%的家长反对孩子喝饮料，53.70%的家长偶尔给孩子喝饮料，6.92%的家长只要孩子想喝饮料就给，3.74%的孩子经常喝饮料。

（四）家长认为蛋类食品、奶制品、水果、豆制品营养价值高

按照营养价值给食物打分，1 分营养价值最低，5 分营养价值最高。家长认为以下食品营养价值较高：鸡蛋、鸭蛋等蛋类食品得分最高，为 4.41 分；其次是纯牛奶、酸奶等奶制品，得分为 4.38 分；苹果等水果得分为 4.36 分；豆浆和豆腐等豆制品得分为 3.95 分。家长认为以下食品的营养价值较低：辣条等小食品得分最低，为 1.22 分；其次是干脆面和方便面等，得分为 1.35 分；薯片和虾

条类食品得分为 1.74 分；火腿肠得分为 2.02 分；糖块和巧克力类食品得分为 2.07 分。

营养午餐只能为孩子提供孩子成长所需的部分营养。饮食习惯对孩子的健康成长也很重要。爱吃零食、饮食结构不合理等习惯不利于孩子的健康成长。政府和学校应积极开展营养健康教育，引导学生养成健康的饮食习惯，不仅在学校能吃得上营养午餐，回到家里也能坚持健康的饮食习惯。

三、营养改善计划的宣传

《关于实施农村义务教育学生营养改善计划的意见》指出，地方各级人民政府和国务院有关部门要高度重视农村义务教育学生营养改善计划的宣传工作，制订切实可行的宣传方案，充分利用各种媒体，要采取多种形式，向全社会准确、深入宣传这项惠民政策。

（一）九成以上学校对营养改善计划进行了宣传

根据家长调查报告显示，91.90%的学校对营养改善计划进行了宣传，2.67%的家长报告学校没有宣传，5.43%的家长不知道学校是否进行了宣传。地域间比较发现，中部和西部学校对营养改善计划的宣传比例最高，分别为92.63%和93.45%，东部学校对营养改善计划的宣传比例稍低，为82.59%。不同试点类型比较而言，国家试点宣传的比例稍高于地方试点，比例分别为93.04%和89.86%。学校采用多种方式对营养改善计划进行宣传。其中，85.10%的家长通过家长会了解营养改善计划，69.00%的家长通过学校宣传栏了解营养改善计划，66.24%的家长通过学校营养餐宣传材料了解营养改善计划，46.26%的家长通过学校的电话、短信或微信了解营养改善计划。不同区域比较发现，西部通过家长会宣传营养改善计划的比例高于中部和东部，比例分别为88.90%、73.80%和74.10%。东部使用电话、短信或微信宣传营养改善计划的比例高于中部和西部，比例分别为65.80%、45.90%和43.90%。

学校宣传营养改善计划的内容包括以下几类：86.72%的家长报告学校宣传了营养改善计划的目的、意义和措施，82.91%的家长报告学校宣传了健康的饮食行为，82.33%的家长报告学校宣传了食品安全，81.39%的家长报告学校宣传了孩子生长发育所需要的营养。不同地区相比，东、中、西部学校关于营养改善计划目的、意义和措施的宣传比例基本一致。中部和西部学校关于健康饮食行为的宣传比例稍高于东部，比例分别为 84.50%、83.40% 和 76.00%。中部和西部学校关于食品安全的宣传比例也高于东部，比例分别为 82.30%、83.00% 和77.20%。中部学校关于孩子生长发育所需营养的宣传比例高于东部和西部，比例分别为 85.40%、79.80% 和 80.70%。

（二）近九成家长对营养改善计划进行了宣传

营养改善计划是一项民心工程。受益者对营养改善计划的口口相传有利于人民群众真正了解党和国家的政策。调查结果显示，大部分家长在亲朋好友中对营养改善计划进行了宣传。其中，49.39% 的家长对 6 个及以上的人讲过孩子在学校吃营养餐有国家补助的事情，19.44% 的家长对 4~5 人讲过，19.50% 的家长对 1~3 人讲过，11.67% 的家长没有对他人讲过。不同地区比较发现，中部和西部地区更高比例的家长对营养餐进行了宣传。中部和西部家长对 6 个及以上亲朋好友讲过的比例分别是 53.60% 和 50.62%，而东部地区的比例只有34.20%。东部 23.24% 的家长没有向别人讲过孩子在学校吃营养餐有国家补助的事情，而中部和西部只有 8.18% 和 10.80% 的家长没有讲过。

（三）五成以上家长不了解营养改善计划的目的

国务院办公厅在《关于实施农村义务教育学生营养改善计划的意见》中指出，国家实施营养改善计划的目的是"进一步改善农村学生营养状况，提高农村学生健康水平"。但是本调查结果显示，超过一半的家长不了解国家实施营养改善计划的目的。其中，50.39% 的家长认为国家实施营养改善计划的目的是减轻家庭负担，1.89% 的家长不知道营养改善计划的目的。只有 47.72%的家长了解营养改善计划的目的，即在家庭出资的基础上国家补助让孩子吃得更营养。

比较不同地区的家长发现，东部家长正确理解营养改善计划的比例最高，达到 57.80%，西部最低，只有 45.40%。地方试点地区家长正确理解营养改善计划的比例稍高于国家试点地区的比例，地方试点为 49.08%，国家试点为46.96%。学历越高，家长正确理解营养改善计划的比例越高，学历为小学或以

下的家长，只有 42.71%理解正确，学历为大学本科及以上的家长，59.20%理解
正确。

总体来看，绝大部分家长对营养餐感到满意，并认为营养改善计划对家庭
有积极的影响，改善了孩子的营养状况，帮助孩子养成了良好的生活习惯，促
进了孩子的健康成长。营养改善计划所覆盖的部分家庭经济困难，孩子不能经
常吃肉，并缺乏科学的饮食习惯。从这个角度看，营养改善计划可以为孩子们
提供膳食补助，并进行健康教育，能够帮助这些孩子改善营养状况。但是在实
施的过程中，部分地区对这项政策的理解出现了偏差，认为营养改善计划是"免
费午餐"，导致部分家长的午餐支出减少或完全退出。各地的物价和消费水平不
一样，如果仅靠政府的 4 元钱补助，部分地方的孩子将会吃得不够营养，甚至
吃不饱，这样就违背了国家实施营养改善计划的初衷。因此，政府应加强营养
改善计划的政策宣传，让家长和学校正确理解政府实施营养改善计划的目的，
政府、家庭和社会共同承担责任，切实提高孩子的营养健康水平。

第三章

学生营养餐的地方案例

自 2011 年国家实施学生营养改善计划以来，国家试点县和地方试点县均按照国家政策要求，建章立制，成立工作机构，落实人员经费，紧抓食品安全和资金安全两个底线，积极创造条件，稳步推进营养改善计划的顺利实施，保障学生吃得营养。在这一过程中，涌现了诸多优秀的典型工作案例，这里以国家试点县重庆丰都县、宁夏彭阳县和地方试点县吉林安图县为例，详细展现这三个地方实施营养改善计划的经验和做法，以供其他有待改进的试点县做参考。除试点县的工作外，城市地区早在国家实施营养改善计划之前，便已开展了学校供餐工作，且形成了相对完善的管理和运行模式，这里详细阐释辽宁大连市金普新区的校餐供应模式，以资试点县借鉴。

第一节 国家试点的经验（一）
——以重庆市丰都县营养餐经验为例

丰都县地处重庆版图中心、三峡库区腹心，辖区面积 2901 平方公里，辖28 个乡镇、2 个街道，85 万人，是特色旅游县、重点移民县、国家贫困县。现有公办中小学校 151 所，在校学生 10.1589 万人；民办中小学校 12 所，在校学生 5716 人。[①]

2012 年春，丰都县被列为重庆市农村义务教育阶段学生营养改善计划的国家试点县，全面启动实施学生营养改善计划。2012 年至 2014 年 10 月，国家按

---

① 由丰都县学生营养办提供的截至 2017 年的数据。

照每生每餐 3 元标准拨付营养膳食补助。2014 年 11 月起，每生每餐补助标准提高到 4 元。2017 年春，丰都县实名享受营养改善计划的农村学生有 62 031 人（其中初中 22 226 人、小学 39 805 人），实现农村义务教育阶段学生全覆盖。①

一、政策法规引领，镇乡政府参与

（一）响应国家号召，出台地方性政策法规

根据国家营养改善计划的实施政策、法规等文件内容，重庆市丰都县人民政府也配套出台了一系列的关于营养改善计划实施的法规、方案等规范性文件。一是关于成立市、县、校学生营养改善计划工作领导小组的通知文件。二是制定市县营养改善计划实施细则。三是根据国家五个配套文件的通知制定管理办法：《农村义务教育学生营养改善计划食品安全保障管理暂行办法》《农村义务教育学校食堂管理暂行办法》《农村义务教育学生营养改善计划实名制学生信息管理暂行办法》《农村义务教育学生营养改善计划信息公开公示暂行办法》《农村义务教育学生营养改善计划专项资金管理暂行办法》。四是制定系列的计划实施方案，如《丰都县农村义务教育学生营养改善计划实施方案》《关于营养改善计划食品安全工作》等。五是印发、转发多个市、县关于进一步或切实做好农村义务教育阶段学生营养改善计划的通知。六是制定关于营养改善计划实施督查、指导、考核、专项整治等的方案细则和办法，督查、指导学校营养改善计划实施情况。七是制定食品安全示范学校、卫生示范学校、示范食堂、明厨亮灶的创建评选等方案，以加快推进示范学校、示范食堂的建设。

（二）县、镇、校分层管理，完善食品安全制度

丰都县采用县、镇、校三级分层管理方式，组织领导开展营养改善计划工作。一是成立县级领导小组。成立了以县长为组长，分管教育的副县长为副组长，县教委等 11 个部门主要负责人为成员的"丰都县农村义务教育学生营养改善计划工作领导小组"。领导小组下设办公室在县教委，具体负责农村义务教育学生营养改善计划日常工作。二是组建镇乡（街）管理机构。各镇乡（街）政

---

① 由丰都县学生营养办提供的截至 2017 年的数据。

府也成立了以"一把手"为组长的领导小组,统筹、指导、督查辖区学校"计划"的实施。三是实行校长负责制。各实施学校校长切实承担起营养改善计划的具体组织实施和相关管理责任。与此同时,各管理机构层层签订营养改善计划目标责任书和安全责任书,落实责任到人。

根据国家有关营养改善计划的1个主文件和10余个配套文件,在重庆市学生营养办的指导下,丰都县建立、完善了一系列的学校食品安全管理制度,如大宗食品及原辅材料招标制度、学生实名制信息管理制度、岗位责任及责任追究制度、公开公示制度等。同时督促学校建立相应配套制度,如食品卫生管理制度、饮用水卫生管理制度、从业人员卫生管理制度、食品留样管理制度、操作间卫生管理制度、餐具厨具消毒管理制度、供餐食谱和价格公示制度、食品原料采购管理制度、食谱原料进货验收制度、烹饪加工管理制度、除虫灭害卫生管理制度、储藏室卫生管理制度、安全管理制度、学生就餐管理制度等。这些制度促进了学校食品安全管理的规范化、制度化、精细化。

二、提升供餐能力,确保食品安全

丰都县所有完全小学、中心校、中学均有食堂,所有教学点都设有简易小伙房,基本满足师生就餐需求。营养改善计划实施以来,中央和重庆市共批复丰都县食堂建设项目46个,建设规模4.2万平方米,资金6568万元;截至2017年3月底,已经完成投资3940万元,完工项目44个,新建、改扩建2.83万平方米。丰都县农村义务教育阶段学生营养改善计划实施形式主要以完整午餐形式供餐,按每周5天,每学期20周计算,每个学生每学期共有100天的营养午餐供应。对离校较近且不愿在学校统一就餐的学生,要求各校统一组织召开家长会,经家长同意后,每周定时免费为学生提供午餐2～3次。从供应完整午餐的情况来看,各校每天中午最少都保证了有两荤一素一汤的菜和米饭供应。

（一）强化对食堂的督查管理

一是建立专项督查办法,由丰都县教委有关科室成员组成督查组,开学初、开学中期、年底等实现营养改善计划实施全过程监督。二是建立联动机制,由丰都县教委、县卫生监督执法局、县食药监局等部门定期或不定期对实施学校进行专项检查。三是由丰都县教委艺体卫科成员分工建立分片联系制度，强化暗访督查并按月通报，原则上每年至少督查全县各实施学校 2 轮次以上。四是责成各乡镇（街）教管中心每月对辖区学校至少实施一次督查，并上报督查结果。五是联动各乡镇（街）食药监督所对各辖区学校食堂进行督查、指导。

（二）规范食堂职工管理和培训

针对在学校食堂工作的职工，按国家劳动法有关规定，被聘用的食堂从业人员与学校签订劳务合同；每月按时发放食堂工人工资，工资由五险+工资（城市最低生活水平）组成。

严格规范食堂职工的管理和培训，一是学校与每位食堂从业人员签订安全责任书和安全承诺书。二是食堂管理人员、炊事员上岗前必须到县级及以上医院进行体检，由体检医院出具健康体检合格证明，每年体检一次，同时经丰都县食品药品监管局和教委联合组织进行卫生知识培训，并取得"预防性健康体检卫生培训合格证"才能上岗。三是学校对食堂管理员、从业人员每月一次大培训，每周一次小培训。培训内容包括食品安全、加工程序、营养搭配、营养餐制作、员工职业素养提升等。四是学校每月对食堂管理员、从业人员进行一次食堂常规工作管理考核。考核积分作为继续聘用和解聘的重要依据。五是让从业人员和管理人员清楚"六不准""九必须"的详细要求，做到规范操作，杜绝食品安全事故发生；凡因从业人员个人操作不当造成食品安全事故的，追究当事人责任，情节严重的移交司法机关处理。

（三）严把"六道关口"保证食品安全

为确保师生食品安全，丰都县对学校食堂管理严把如下六道关口。

一是严把食堂资格准入关：丰都县所有学校食堂均实行属地管理原则，一律不准私人承包。所有食堂必须经县食品药品监督管理局、县卫生局、县教委联合检查后，达到"C级或以上食堂（伙房）"标准才能对学生出售饭菜。

二是严把食品采购关：按照国家和重庆市相关文件精神及要求，丰都县学生营养餐和学校大宗食品采购均由学校成立采购小组，调查市场行情，实施定点集中采购并建立好进出库台账。学校每次采购必须向供货商索取产品合格证和检验报告，杜绝"三无"食品进入食堂。

　　三是严把食品贮存关：学校设有专门的保管室并装有视频监控，以保障食品安全。购买的货物由保管员仔细检查验收，问题产品及时销毁。出库时，由炊事员再次仔细检查验货，有无过期、变质食材，出现过期、变质食材及时处理。进出库设有台账，有专人管理，签字确认后才能进行进出库操作。学校食堂应做到环环相扣，阳光操作，让学生真正"吃到口"。各校贮藏室基本做到了通风采光、离地隔墙、食品原材料与杂物、药物没有混合存放。各校校长每周不定时对食堂和储藏室进行一次检查，现场打分，检查结果作为对从业人员和食堂管理人员的考核依据。

　　四是严把食品加工关：食堂重地从不允许陌生人或家长随意进入厨房，对食堂内的所有食品和餐具，实行分类分开清洗且清洗地方均标识明显；规范操作程序，做到了生熟分开、厨具存放标识明显、烧熟煮透、成品加盖等。定期消毒，做好食堂及周围的消、杀、灭工作。食堂禁止使用发芽洋芋、四季豆、剩饭菜、野山菌和违规食品添加剂等。

　　五是严把食品"入口关"：熟食品分发给学生时，由尝餐教师（值周领导）提前半个小时先尝餐无任何异常情况后，再由陪餐教师（每班2人）将午餐依次分发给学生，并指导、监督学生用餐，杜绝食品外流。学生用餐结束，陪餐教师统一将餐具带回食堂清洗、消毒。食品留样不低于48小时，留样标签上必须标明菜品名称、制作时间、制作人、留样时间、留样人等五要素。

　　六是严把食堂监督关：对营养改善计划的实施，各校均实行不同层次的人进行日查、周查、月查，查清洁卫生、查食谱搭配情况、查加工过程等且建立台账。

三、依标拨付使用，注重资金安全

　　在营养改善计划的资金拨付和使用方面，丰都县坚持"专款专用、独立核算"原则，对学生营养计划资金单独设置科目予以核算，并采取专项资金管理办法，保证专款专用。同时，丰都县定期开展食堂经费专项检查及内部审计，对有问题的单位责令整改，情节严重的依法移送县纪委或司法机关处置。

　　资金拨付保障方面，一是每年初由重庆市财政、市教委联合发文下达试点区县学生营养改善计划补助资金预算通知并拨付转款至县财政予以保障。二是根据重庆市财政和市教委联合文件精神，由丰都县财政、县教委联合发文下达至每所学校关于享受农村义务教育学生营养改善计划中央补助资金预算通知。由县财政直接上传到学校指标库，然后由学校根据月用款进度提出申请进行使用，有效杜绝克扣、截留、挤占和挪用资金，以及以现金形式直接发放给学生和家长等现象。三是制定营养改善计划专项资金管理办法。根据制定的办法，由丰都县财政、教委随时会同监察部门、审计部门到学校对资金的使用情况进行检查，若有违规行为，一经查实，按有关规定追究其责任。

丰都县对享受学生一律实施实名制信息化管理，统一由县教委录入每位学生信息，建立了实名制学生信息管理系统信息化管理制度（以学籍系统在籍学生为准），每学期的享受学生名册在学校永久性公示栏公示。丰都县教委、县财政根据学生实际人数按每人每天 4 元、每学期 100 天的营养午餐标准确定各学校营养改善计划的年度补助金额。为了提高学生膳食营养水平，提高学生身体素质，在广泛征求家长和多方意见的基础上，丰都县营养改善计划实施的是"4+2"的模式，通过学校食堂供应完整午餐。实际执行的完整午餐标准是 6 元。

丰都县营养改善计划的国家补助资金全部用于学生营养改善计划的实施。对于学校食堂在运行中的水电、煤气、运输、体检、从业人员工资等支出，一部分由重庆市财政年初预算下达食堂运行补助按每生每天 0.6 元，每年补助 200 天的资金支付，不足部分由丰都县财政、乡镇（街）、学校统筹支付。

四、强化宣传培训，注重社会参与

丰都县严格按照国家要求，通过各种渠道公开营养改善计划的相关信息，并注重宣传该项惠民政策。他们通过学校校园橱窗、校园广播、升旗仪式、班团队会、各种集会等宣传形式普及营养科学知识，强化中小学食品安全健康教育，推动师生养成科学的营养观念和饮食习惯。丰都县还借助地方电视台、丰都周报、手机报、政府信息公众号等信息公众平台，准确、深入宣传这一惠民政策和相关的法规、政策、制度。

丰都县对实施营养改善计划的有关管理人员、从业人员等实行三级培训。一是每年由重庆市教委、市食药监局等部门定期对县级管理人员进行营养改善计划实施的市级培训；二是县级有关部门每年定期对学校食堂管理人员和从业人员进行 4～5 次的县级专题培训，如由县教委、县食药监局等部门联合举办专题培训、讲座、观摩学习等；三是学校定期组织对食堂管理人员、从业人员的每周每月的校级培训。年均总计培训食堂从业人员、管理人员 600 余人次。

在实施营养改善计划的过程中，丰都县也注重环境保护和社会参与。对于餐厨垃圾的处理，一方面在学校选择合适的地方，分类加盖存放餐厨垃圾；另一方面与固定的当地住户、专人签订合同，定时清运、处理餐厨垃圾。

丰都县还采取多种措施，扩大社会参与面。一是建立由乡镇（街）相关领导、村社干部、学生家长、学生、教师代表组成的"营养改善计划膳食管理委员会"参与食堂管理和监督。二是实行学校食堂开放日制度，定期由村社干部、学生家长、学生、教师参观学校食堂的内务管理、加工过程、卫生状况等，并鼓励提出合理的建议和意见。三是加快建设"名厨亮灶、阳光操作"的服务监管模式，积极开展"视频厨房、透明厨房"示范建设试点，以在学校推动形成餐饮服务食品安全社会共治格局。

第二节 国家试点的经验（二）
——以宁夏回族自治区彭阳县营养餐经验为例

彭阳县位于宁夏东南部边缘，六盘山东麓，1983 年由原固原县分设建县，现辖 4 镇 8 乡，156 个行政村、4 个居民委员会，户籍总人口 25.19 万人，其中农业人口 19.03 万人，是一个以农业经济为主的国家扶贫重点县。现有各级各类学校 212 所（个），其中：义务教育阶段学校 186 所（无师生学校 40 所），目前，实施营养改善计划的农村义务教育学校 139 所，占义务教育阶段有师生学校的 95.2%。[①]

自农村义务教育学生营养改善计划工作实施以来，彭阳县坚持以食品安全和资金安全为重点，规范制度建设，强化细节管理，稳步推进营养改善计划顺利实施。在 2011 年秋季先行试点的基础上，于 2012 年全面实施，累计受益学生 6 万多人次，累计支出资金 8000 多万元。[①]2012 年在教育部、全国学生营养

---

① 由彭阳县教育局提供的截至 2017 年的数据。

办委托中国发展研究基金会开展的营养改善计划评估中，彭阳县获得"农村学生营养改善先进县"殊荣。

一、加强组织领导，完善工作机制

彭阳县坚持把农村义务教育学生营养改善计划作为一项民生工程，及时成立以县长为组长，四大机关分管领导任副组长，发改、教育、宗教、财政、卫计、市监等部门和乡镇政府主要负责人为成员的领导小组，制定《彭阳县农村义务教育学生营养改善计划试点方案》，层层签订食品安全责任书，形成了一级抓一级、一级对一级负责的管理格局。在乡镇中心学校和初级中学各增设 1 名副校长，专门负责学生营养改善计划的实施。同时，建立了领导小组成员分片包干工作机制，全程监督、跟踪指导，及时解决实施过程中存在的困难和问题，有力推动了全县学生营养改善计划的顺利实施。

二、注重教育引导，营造舆论氛围

彭阳县学校采取了主题班（队）会、国旗下演讲等形式，把学生卫生饮食习惯养成、文明就餐行为、营养健康和学校德育教育有机结合，引导学生树立了健康、文明的生活方式。通过新闻播报、专题报道和召开家长会、印发宣传资料、刷写标语、悬挂横幅、制作墙报等形式，彭阳县学校深入宣传了学生营养改善计划的政策，广泛听取社会各界的建议和意见，营造了全社会共同支持、共同监督、共同推进的良好工作氛围。

三、加大资金投入，夯实工作基础

为确保营养改善计划顺利实施，彭阳县在财政十分紧张的情况下，每年安排专项资金 400 多万元，用于发放招聘的 300 多名食堂从业人员工资。2012 年以来先后筹资 4800 多万元，维修改造学校食堂（伙房）8230 平方米、新建学生餐厅 57 个、面积 15 957 平方米[①]，并按照基本满足学生供餐并保证冷藏、

---

① 由彭阳县教育局提供的截至 2017 年的数据。

加工、消毒、饮水等工作需要的原则，统一配置了厨房设备、学生餐具及饮水设备，为学生就餐提供基本条件。另外，彭阳县财政把营养改善计划工作经费和培训经费纳入部门预算，保证了业务工作和管理人员培训工作的正常开展。

四、突出工作重点，推进工作落实

强化日常管理，不断推动营养改善计划管理趋于精细化、制度化和规范化，彭阳县统一实行学校食堂供餐，严格落实 5.6 元供餐标准（即在落实国家 4 元补助标准的基础上，宁夏财政补助 1.6 元），为义务教育阶段农村学生和县城寄宿学生在校期间每天提供一个熟鸡蛋，为农村义务教育学生每天免费提供一顿午餐。科学制订午餐供餐食谱，既做到营养膳食结构合理，又兼顾食物的色、香、味搭配，保证提供的食物营养种类齐全、含量充足，易于消化，卫生安全。在有条件的学校要求每餐至少为学生提供两种菜肴、一种汤类。建立学生营养改善计划食品原料采购制度，对学生营养改善计划所需的米、面、油、鸡蛋、蔬菜、肉类等原料等进行公开招标采购，从源头上把握好食品安全关。制定并完善了学校饮食卫生、学校食堂操作间卫生、食品留样等 14 项食品安全监管规章制度，确保了营养改善计划食品安全"零事故"。以全区"营养改善计划示范校"创建活动为契机，选取了 3 所管理规范、安全达标的"示范校"，以点带面，推动所有学校达标合规。

五、创新方式方法，提升管理水平

营养改善计划实施以来，彭阳县教育体育局积极开展调查研究，结合县情实际，探索、制定了食品卫生安全管理制度，严把食谱制定、原料管理、烹饪加工、食品留样、清洗消毒、学生就餐六个环节，坚持学生人数、供餐食谱、原料价格、补助经费、监督电话五个公开，实行食堂持证经营、从业人员持证上岗、原料出入库台账、档案管理四个统一，狠抓学校营养改善计划领导小组、膳食委员会、食堂从业人员三支队伍管理，健全实名制学生信息管理系统、学生营养监测评估系统，确保资金和食品两项安全，达到改善学生营养状况一个目标的"1654321"工作思路，确保营养改善计划政策落到实处。彭阳县制定了《彭阳县农村义务教育学生营养改善计划专项资金管理暂行办法》，建立营养改善计划资金管理"核拨两条线"制度，严格将专项资金纳入国库管理，分账核算、集中支付，实现了学校"见物不见钱"的管理要求。该县还建立了"彭阳县学生营养改善计划资金核算系统"，严格实行食堂成本核算，切实保证营养改善计划专项资金安全、规范、高效运行。该县还启动运用"宁夏农村义务教育学生营养改善计划业务平台"，初步实现了营养改善计划全程化、智能化管理。相关部门通过平台可以对各学校基本信息、食堂建设、食谱制订、财务账目和食材采购的数量价格及食品留样等进行实时动态监管。

第三节　地方试点的经验
——以吉林省安图县营养餐经验为例

吉林省安图县是延边朝鲜族自治州下辖县，地处吉林省东部，延边朝鲜族自治州的西南部，南部与朝鲜民主主义人民共和国接壤。安图县面积 7444 平方公里，人口 21 万，其中朝鲜族人口占总数的 19.5%。[①]2017 年安图县地区生产总值预计实现 75 亿元，同比增长 3%[②]。安图县是吉林省农村义务教育营养改善计划的省级试点县，同时是吉林省国家级贫困县中的 8 个重点县之一。现有农村义务教育阶段学校 27 所（其中中学 5 所，中心校 8 所，九年一贯制学校 4 所，村小、教学点 10 所），在籍学生 5675 人，食堂营养供餐全面覆盖。现有标准供餐食堂 15 个，伙房 10 个，从业人员 126 人。[③]

一、主体责任到位，实施标准统一

安图县政府高度重视农村义务教育学生营养改善计划的实施工作，成立了以县长为组长、主管副县长为副组长的领导机构，制订了《安图县农村义务教育学生营养改善计划实施方案》，全面指导营养改善计划的实施工作。为切实把此项工作列为重点，纳入到议事日程，相关部门建立建全各项管理制度，规范操作流程，统一管理表册，保证食品安全与操作安全。

---

① 安图县情况介绍 http://www.antu.gov.cn/xq/atgk/201912/t20191203_2461.html[2018-09-29].
② 源自《2017 年安图县政府工作报告》。
③ 由安图县教育局提供的截至 2017 年的数据。

安图县营养办制定了营养餐供给全套的管理制度、工作流程、操作程序和评估细则，要求各校食堂严格按流程实际操作：制订食谱—食材采购—检验入库—出库加工烹饪—组织供餐—餐具消毒—库存盘点—资金结算—食堂工作公示，抓住重点环节；各校成立了食品采购小组与膳食管理委员会具体管理采购工作，明确采购要求，确认商家资质，索取商品合格证，确认相关内容，定点采购，保证货票统一。食堂的食材下料、采购严格按照膳食食谱的每生带量要求执行，各食堂依据学生需求量灵活下料，食物浪费较少。采购实行四条线：由采购小组和膳食委员会进行公开招标、考察确认食堂供货商家；食堂膳食小组制订食谱由采购员负责到中标商家采购；采购货品由检验小组按货单检验入库；学校财会人员以货单为依据同商家结算，做到了供货商确定、采购、检验、结算分工明确，相互制约，保证了采购安全与食品安全。米、面、油、蛋、奶等大宗食品及原辅材料目前没有实施公开招标，学校实施自行定点采购。

注重政策的宣传解读，相关部门要充分领会《关于实施农村义务教育学生营养改善计划的意见》的精神，并通过多种形式在媒体和社会上广泛宣传，使这一惠民政策家喻户晓。为使营养改善计划的实施得到家长的支持和认可，各学校在实施前组织召开了家长会，具体宣传国家政策、县级实施方案、学校具体操作方案（供餐资金、种类、数量与时间等）等内容，确保了计划实施工作的顺利进行。在具体的工作中各学校食堂设有公示栏，每月对食堂工作进行公示，内容包括学生数、食堂月收支、采购项目开支、供应商资质、带量食谱、工作人员信息、教育宣传等，接受社会、家长、教师、学生监督。

二、资金构成多元，补助分级分类

安图县的营养补助资金构成多样化，有两个特点，一是家庭分担责任；二是分级分类补助，向更弱势的群体倾斜。

营养改善计划资金由四个部分构成：一是省级资金；二是中央奖补资金；三是地方政府保障性资金；四是家长自筹资金。

1）省级资金：省政府按每生每天 4.00 元拨付，全年按 200 天计算。

2）中央奖补资金每年拨付不等，安图县根据实际情况与资金数额，2016年将补助分为三个档次：一档为村小教学点每生每餐 2.50 元；二档为 200 人以下的中学、中心校（九年一贯制学校）每生每餐 2.00 元；三档为 200 人以上的学校每生每餐 1.50 元。

3）地方政府保障性经费每生每餐 1.00 元。剩余资金分配时向人数少的学校倾斜。

4）家长自筹资金小学每生每餐 0.50 元；中学每生每餐 1.50 元。家庭分担投入，有助于提高餐食的质量和食堂的运转质量。

营养餐午餐配餐伙食标准（成本核算）：村小教学点 8.00 元；200 人以下小学 7.50 元，200 人以上小学 7.00 元；中学 200 人以下 8.50 元，200 人以上 8.00元，以此来确保地区差和营养均衡发展。

三、营养安全并重，食谱专业多样

安图县营养改善计划办公室成立了学生营养改善专家组，具体负责指导学校制订午餐配餐食谱，共培养了国家三级公共营养师 16 名、四级营养配餐员 20 名和四级中式烹调师 68 名。专家组通过安图县学生营养状况与食材供给情况，制订了 60 余套食谱、100 多套菜品供学校选择搭配供餐。

午餐标准暂定：两菜一汤+米饭+水果+牛奶的模式。肉类下料量每餐每生不低于 50 克，蔬菜类不低于 150 克，蔬菜类保证每周不重复下料。肉类必须有猪、牛、鸡、鱼；水果与牛奶按学校实际情况调节安排。

学校食堂的隔断布局能达到要求，各功能间满足需要，加工操作与食品供应保持清洁卫生。部分学校就餐空间达不到标准，实行分批就餐。按膳食指南要求，食堂禁止制售冷荤凉菜、四季豆、野生菌等高风险食品。统一要求午餐食材必须上午进货，以保证食材的新鲜与质量。统一规定学校食堂午餐必须安排领导陪餐，并做好工作记录。家长膳食委员会不定期尝餐（餐费自理）并提出意见和合理化建议。学校食堂应配备专用留样箱、留样盒、留样标签，保证留样 48 小时，并有专项工作记录。

第四节　东部发达城市的经验
——以辽宁省大连市金普新区营养餐经验为例

东部发达城市虽然不是农村义务教育营养改善计划的国家或者省级试点地

区，但开展学校供餐比较早，经验丰富，管理水平较高，其做法也具有一定的借鉴意义。本节以大连市金普新区为例，介绍其可推广的做法。

大连金普新区[①]位于大连市中南部，面积 2299 平方公里，全区户籍人口 79.8 万人，常住人口 81.5 万人[②]，是中国第 10 个国家级新区，也是东北地区第一个国家级新区。金普新区校餐模式自 2014 年启动实施，经过 4 年多的探索尝试，确定了"政府主导、财政补贴、家庭分担、公司管理、部门监管、社会监督"的校餐运营新模式。"中央厨房进校园"已在新区建立"食材生产基地+中央厨房+学校食堂+全程追溯监管"的模式。校餐协会负责统筹管理，校餐公司对学校食堂进行专业化管理，师生实行自助式供餐形式。通过测评，新区建立了校餐公司考核退出机制。"金普校餐"新模式受到了师生、家长和社会的一致好评，如今在大连市逐步推广，并复制到辽宁、山东、安徽、河南、江苏、甘肃 6 省的 32 个城市，成为全国"中央厨房进校园"的校餐"样板"。

一、创新校餐管理体制，学生快乐自主选择

2014 年之前，大连市金普新区各学校的校餐主要采取企业配餐和食堂配发的形式。这种形式没有考虑到学生个体差异，也没有足够的菜品供学生选择，基本上都是三两个菜和一种主食，学生完全处于被动接受的状态，结果导致不爱吃的饭菜大部分都被倒掉，造成了大量的浪费，学生也没有吃好吃饱。同时旧的体制还存在学生餐价物不符、营养不足、质量不高、以生养师、食品安全存在隐患等问题。

金普新区教育局在深入基层调查研究、学习外地先进经验和反复讨论研究的基础上改革校餐管理体制，创新校餐工作方法，制定了《大连金州新区学校校餐管理办法（试行）》，对学校食堂提出学生餐要满足 6～8 个菜和 3 种主食。在国内率先实行用餐方式改革，实行学生以自助的形式选择用餐，开创了中小学营养午餐新模式，并推行"光盘行动"，培养孩子自己动手的能力和从小节约饮食的习惯，使食堂成为有效开展素质教育的重要基地之一。食堂已经成为学生的第二学习课堂、实践课堂和德育课堂。2014 年，该地区率先启动 11 个"自

---

① 大连金普新区于 2014 年设立，范围包括大连金州区全部行政区域和普兰店区部分地区。

② 由大连金普新区教育局提供的截至 2016 年的数据。

助式学生校餐"试点,金普新区社会事业局与市场监督管理局联手制定统一标准,严格选用资深配餐企业,通过"政府提供厨房设备—学校提供食堂房间—配餐企业提前将食材半成品送达学校现场加工"的"一条龙"配送渠道,促进了就餐模式创新,改变以往每个学校对外承包模式。学生就餐由以前的被动接受配餐变为自主选餐,同时要求师生同餐同价,师生自愿选择是否在学校就餐。目前,该模式已基本覆盖金普新区 90 多所中小学校。

在食堂改造方面,金普新区政府出资 8000 万元改造食堂房屋、设施设备等,实行"透明厨房、阳光操作"模式,即"明厨亮灶"。将厨房食品加工过程展示在大家面前,接受社会监督。一是餐饮单位在原有基础上改造"亮化"食品处理区,建成开放式厨房;二是使用透明玻璃隔断,使"后厨"成为"透明厨房";三是采用视频传输等技术,将"后厨"展示给消费者和社会公众。中央厨房面向社会开放,家长可实地考察,也可通过手机视频进行实时监督。

二、制定准入退出标准,管理科学规范精细

为确保学生营养午餐的质量,金普新区政府成立了专门的管理机构,制定了严格的负责运营学校食堂的企业准入标准、运营过程管理标准、企业退出机制和食堂内部管理标准,做到了从源头到结果考评的全过程监控。

一是成立金普新区校餐协会。由于政府相关部门专业受限,为了更好地管理,在金普新区教育局、社会事业局的倡导、扶持下,成立了金普新区校餐协会,通过协会组织行业自律,不断提高各相关企业的管理水平和服务质量。校餐协会负责校餐企业的统筹管理、制订营养午餐食谱和企业的退出事宜等。每学期,校餐协会委托第三方进行一次学校食堂师生满意度测评,校餐企业在学期考评中得分低于 80 分的,学校终止校餐委托服务,并不得与其续签委托合同。2015—2017 年的满意度调查显示,校餐企业综合满意度最低为 93.6%,最高为 100%。

二是制定并严格落实企业准入标准。金普新区政府面向社会招标符合标准要求的餐饮管理公司运营、管理学校食堂。其主要指标包括:一是本身具备中央厨房条件的校餐协会成员企业;二是企业的餐饮服务食品安全监督量化分级为市 A 级以上;三是具备冷链配送能力;四是 5 年内没有出现较大的食品安全事故。

三是实施两个"统一"运营标准。校餐企业中标后，交由校餐协会统一管理。为了实现全区二十多家校餐企业的餐食质量一致，协会采取"统一采购"和"统一加工、配送"的模式，让企业按一个标准运营。①统一采购。校餐协会与农业基地签署无公害蔬菜供货合同，与大型养殖畜牧业企业合作采购非转基因食用油。2017年初，辽宁省内首个产供销一体化校餐直供平台在金普新区投入运营，平台采取"企业+农民专业合作社+生产基地+农户直采"模式，从原材料的种植养殖入手，给农户进行指导培训，实现农产品从田园到校园餐桌的无缝对接。②统一加工、配送。2016年，金普新区社会事业局正式出台《金普新区校餐管理办法》，对中央厨房加工条件、卫生条件进行了规定，要求中央厨房采取封闭式机械加工、全程冷链物流运输模式，实行标准化生产流程，保障学生吃得营养和安全。

四是科学制定营养午餐价格。学生营养午餐餐费的价格标准，是按照大连市人民政府办公厅在《关于进一步加强中小学生集体用餐管理的意见》中提出的"学校为主、家长参与、市场调节、政府监管、成本测算"要求，在参照其他区县价格标准、召开学校膳食委员会会议讨论、通过"校讯通"公示、征求学生家长意见后予以确定的。2016年以前，按2014年校餐改革确定的价格标准执行，小学午餐标准为每生每天8元。近年来，随着物价指数和人工成本的上浮，综合实行统一午餐食谱等客观情况，经校餐协会测算（小学午餐成本为9.7元），参照2016年3月1日大连市其他区县调整后的午餐价格（市内四区为一主三菜每生每天9元；普兰店区为一主三菜每生每天10元），确定小学午餐价格为四主、六至八菜每生每天10元。特困家庭的学生实行餐费减免，双胞胎子女只收一人餐费。

五是首创区域制度，实行精细化管理。制定全市首个区域性校餐标准，出台《大连金州新区中小学食堂管理办法》，进一步完善了校餐食品卫生安全管理制度建设。把学校食堂食品卫生安全制度建设纳入学校综合管理制度建设中，建立健全了责任追究制度、卫生制度、岗位责任制度等，并张贴上墙，接受监督。食堂从业人员均持有卫生许可证、健康证、上岗证。食品原料定点采购，食品原料贮藏、制作间及饮水设施有专人管理。对学校食堂的器具会及时、定期地做好消毒工作，保持室内外清洁，杜绝重大传染性疾病的发生、流行。通过建立健全岗位责任制、卫生及责任追究等制度，使食品原料采购、储藏及制作等环节均有专人管理，确保了校餐管理的科学化、规范化和精细化。

三、校餐制作全程透明，广泛接受社会监督

金普新区注重强化社会监督，提供全方位保障。金普新区教育局成立了由局主要领导牵头负责的校餐巡查组，组建了由学校领导、食堂工作人员、学生和家长代表组成的膳食委员会，共同加强对校餐的全方位巡查和监督，设置意见快速反映"绿色通道"，发现问题立即协调整改。

2016年9月起，金普新区推行统一的中小学营养午餐食谱。校餐协会的营养师负责制订校餐食谱，大连市营养师俱乐部、大连烹饪学校营养教研室、大连市营养餐联盟对食谱进行审核。食谱确定后，校餐企业遵照执行。食谱每周更新一次，做到科学搭配、营养均衡。每天午餐提供8种副食，至少4种主食。食谱制订后由金普新区政府向社会公布，每周一在《大连日报》、《大连晚报》、《半岛晨报》、金普手机台App、金普新区社会事业局"小海娃告诉您"微信平台和金普新区校餐协会微信平台及各大媒体网络公布，面向社会公开，主动接受监督。统一食谱统一采购，进一步降低了企业采购成本，校餐企业决定让利给金普新区的学生，对小学一年级学生每天免费提供儿童间食一份，以使这些刚从幼儿园步入校园的孩子顺利度过饮食适应期。

各学校食堂各操作间、餐厅、仓库基本都安装了视频监控，社会各界人士可以通过学校走廊、餐厅等处的显示器，或者用电脑和手机登录网站，随时查看食堂原材料的质量、品牌、处理步骤等各个操作环节和学生的就餐情况，做到全程透明。组织家长义工走进学校食堂，按照餐饮企业职工的要求参与力所能及的校餐工作。建立校餐监督网络平台，在金普新区教育网上开辟校餐监督平台，各企业每天下午2点前将各学校的午餐内容以图片和文字两种形式上传到该平台，注明学校名称、服务的企业、校餐的价格等，家长和社会各界人士可通过此网络平台进行查询和监督。

四、结合学校校园文化，开展校餐膳食教育

金普新区各学校充分利用了校餐改革机遇，大力开展膳食教育，打造校餐德育文化。通过定期安排知识讲座、膳食健康交流等活动，全面提升了师生家

长健康膳食素养。把就餐过程当作培养学生团队意识、节约意识、协作互助意识、纪律意识、秩序意识的极好教育机会。一是加强了对学生和家长的膳食营养指导，学校和餐饮公司定期安排营养均衡、健康膳食等知识讲座，通过多种形式告诉家长学校校餐膳食营养建议以及饮食安排注意事项。二是针对学生用餐时出现的挑食、偏食、暴食、浪费等现象开展了丰富多彩的宣传教育活动，培养了学生良好的饮食习惯和科学的生活方式。此外，学校还组织了学生志愿者走进食堂，开展"义务帮厨"活动，参观食品加工流程，了解食堂卫生常识，培养了学生的团队合作、勤俭节约和协作互助意识。

例如，童牛岭小学通过校园文化来进行节俭等教育，每天午餐时，由学生、家长、老师共同制作的音频节目"舌尖上的童牛岭"都会准时开播。播放舒缓的音乐，讲述勤俭节约的小故事、就餐礼仪知识、不同节日的饮食风俗等，让学生在午餐时了解更多的相关知识。格林小学的老师每天午餐前组织本班学生诵唱感恩歌曲对学生进行感恩和节约等方面的教育，学生用餐后的餐盘不会有一点剩菜剩饭。红梅小学通过高年级学生监督员的监督、节约之星的定期评比等形式对学生进行勤俭等方面的教育。

有时餐饮企业做的饭菜比较多，按照其严格的规定，剩下的饭菜全部倒掉，于是就出现了整屉的米饭、没碰过的面食被全部倒掉的情况。管理者和教师看着都很心疼，他们反映，平日教育孩子要节俭，不浪费一粒米，餐饮企业的做法却背道而驰，然而公司又有规章制度，不能轻易打破。学校领导提出一个办法，让餐饮企业将剩饭剩菜包装成一袋一袋的，每袋都是 2 元钱，教师下班时自愿选择购买，采取自助投币的形式，投入在学校大厅设立的"养德箱"中。这样既减少了浪费，同时也提高了教师的诚信意识，这些钱积累起来将用于扶贫帮困等公益事业，可谓一举三得，同时也培养了三种公益美德：节约之德、诚信之德、仁爱之德。

第四章

学生营养餐实施的国际经验

2013 年，从世界范围看，至少有 3.68 亿学前儿童、小学生和中学生获得学生营养餐。中低收入国家学生营养餐覆盖面为 49%，低收入国家为 18%。学生供餐规模比较大的国家有：印度（1.14 亿）、巴西（4700 万）、美国（4500 万）和中国（3360 万），还有至少 43 个国家的学生营养餐覆盖范围超过 100 万人。从地区看，南亚学生营养餐覆盖规模最大，为 1.21 亿人，其次是拉丁美洲和加勒比海地区，为 8500 万人，北美为 4500 万人，撒哈拉以南的非洲国家为 3000 万人，欧洲为 2700 万人（World Food Program，2013）。

第一节　世界主要国家学生营养餐实施状况

一、学生营养餐覆盖范围

在不同收入国家，学生供餐覆盖面差别很大。调查表明，中等收入国家 49% 的学生获得免费营养餐，低收入国家该项比例为 18%。[①]所调查国家的学生营养餐项目百分之百覆盖小学阶段。大部分中低收入国家按地理特征资助学生营养餐，经验证明，运用家庭经济情况等个人特征瞄准学生群体资助更高效，这种途径有利于资源供给到最贫困家庭。

---

① 如没有特别说明，本章数据均来自世界粮食计划署出版的报告《世界范围内学校营养餐状况（2013）》（2013-State of School Feeding Worldwide）。

（一）学生供餐项目主要覆盖小学阶段

世界粮食计划署的调查显示，49%国家仅给小学生提供营养餐，29%国家为小学生和学前儿童供餐，11%国家为小学生和中学生供餐，11%的国家同时覆盖学前、小学和中学三个学段的学生。如表4-1所示。

表 4-1　按学段划分学生供餐情况（N=105）

学段			国家	
学前	小学	中学	数目/个	比例/%
—	√	—	51	49
√	√	—	30	29
—	√	√	12	11
√	√	√	12	11

（二）依据家庭经济状况确定学生营养餐资助对象

世界上大部分国家按学生居住地理位置或个人家庭特征提供营养餐。高等及中高收入国家通常依据家庭经济状况确定营养餐资助群体，如家庭收入低于某个门槛、家庭接受政府资助或领取儿童津贴等。经验证明，运用个人特征瞄准资助群体效益更大，有利于资源分配到最贫困家庭。并且，这种方式含有成本回收设计，即不同家庭儿童按照不同价格支付学生营养餐，促使高收入的家庭获得的收益可间接补给贫困家庭的供餐成本。相反，74%的中低收入国家、91%的低收入国家按地理位置特征覆盖学生营养餐，见图4-1，在没有覆盖营养餐的地区，有能力支付营养餐的儿童往往得不到供餐服务，意味着这种方式得不到成本回收。

按地理位置覆盖学生营养餐，在选择覆盖对象上相对容易，不需要复杂的筛选过程。世界粮食计划署通过调查研究表明，这种方法的效果受到影响。地理范围内所有学生享受营养餐，没有区分出不同家庭收入的学生，往往有支付能力的学生也享受免费午餐，难以最大化免费午餐活动的收益。在我国，按地理范围覆盖还存在另外一个问题。若按照农村地理位置供给营养餐，有的农村学生不居住在农村，暂时跟随父母在城市借读，家庭经济条件差，也享受不到营养餐的福利。

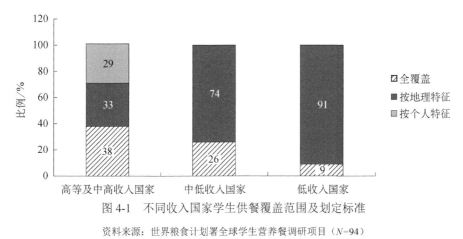

图 4-1　不同收入国家学生供餐覆盖范围及划定标准

资料来源：世界粮食计划署全球学生营养餐调研项目（*N*=94）

二、不同收入国家学生营养餐状况

在不同收入国家，学生供餐覆盖面和资助力度差别很大。将人均 GNP 低于 1025 美元划分为低收入国家，1026～4035 美元为中低收入国家，人均 GNP 为 4036～12 475 美元的国家划分为中高收入国家，12 476 美元及以上为高收入国家。在以下部分，由于高收入国家与中高收入国家学生营养餐情况类似，统一称为高等及中高收入国家。[①]

（一）高等及中高收入国家较早开始营养餐

欧洲和中亚一些人均 GNP 高的国家较早开始营养餐，撒哈拉以南的非洲国家和南亚国家一些低收入国家，营养餐起始较晚。在所调查的 10 个低收入国家中，8 个国家从 2000 年以后开始启动该项目，其中 5 个在撒哈拉以南非洲国家。世界粮食计划署依据 169 个国家调查结果表明，高等及中高收入国家平均供餐年份为 38 年，中低收入国家为 21 年，低收入国家仅 7 年。有的高等及中高收入国家，如英国，供餐时间长达 104 年，而低收入国家供餐时间最长的国家仅 24 年，如图 4-2 所示。

　　[①]　不同收入的国家的划分依据的是世界银行标准，这里是以 2011 年人均 GNP（以美元为计算单位）为标准划分的。

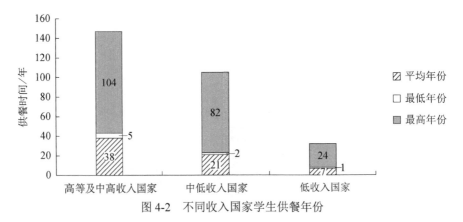

图 4-2　不同收入国家学生供餐年份

资料来源：世界粮食计划署全球学生营养餐调研项目（N=56）

（二）高等及中高收入国家学生供餐项目资助来自国内财政（税收或其他），低收入国家主要依赖国际资助

从全球平均水平看，国际发展资助占学生营养餐总成本比例很少，该项比例仅为 2%。在高等及中高收入国家，营养餐经费全部来自国内财政（税收或其他），在低收入国家，主要依赖外部资助，占项目总经费的 83%，不包括非政府或一些社区组织的捐助经费（见图 4-3）。

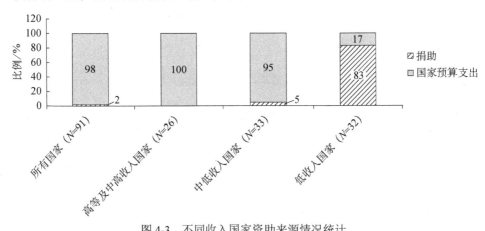

图 4-3　不同收入国家资助来源情况统计

资料来源：世界粮食计划署全球学生营养餐项目调研等（N=91）

（三）高收入国家注重饮食教育和提高食物营养平衡水平

高收入国家越来越重视饮食教育和提高食物营养平衡水平。根据英国儿童

营养餐信托机构（Children's Food Trust，CFT）报告，在高收入国家，学生营养餐面临新问题，学生身体过重及肥胖症比例越来越高，人们越来越关心食物与健康、学习成绩等问题（Nelson et al，2012）。许多国家介绍了更多新标准，目标在于减少总体食物能量，提高食物营养平衡水平，比如，增加水果和蔬菜消费。

英国为了提高学生供餐质量，曾经制定了营养餐指南，供学校自愿选择使用，以提高食物质量，但是效果不好。2013 年，英国引入了营养餐标准，要求各个地区必须遵守该项标准。政府提供大量经费资助更健康食物。CFT 依据该标准在各个地区开展监测和评价（Kaklamanou et al，2012 ）。

日本学生供餐历史超过 120 年，几乎覆盖了所有中小学学生。日本营养餐项目目标更多瞄准食育和饮食健康习惯，而不是营养不良。家长和孩子们会参加相关知识学习、厨房活动和相关课程。日本较多投资用于雇用专业营养教师，到 2012 年，该类营养师数量已达到 4000 人。为了培养与社区的联系，当地生产的原料被用于学校餐。如今，食物通常包括牛奶、蔬菜、面包或米饭，5 亿多孩子接受了食育（Oji，2012）。

（四）学生供餐项目主要旨在服务教育事业发展

大部分国家的学生供餐项目旨在为服务教育事业发展。在高等及中高收入国家，48%的国家的学生营养餐服务于教育事业发展，20%的国家服务于社会安全，32%的国家服务于营养需求。在中低收入国家，83%国家学生供餐项目旨在服务教育事业发展，17%的国家服务于社会安全。在低收入国家，67%的国家学生供餐项目旨在服务教育事业发展，33%的国家旨在服务社会安全，见图 4-4。

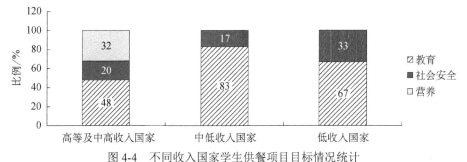

图 4-4　不同收入国家学生供餐项目目标情况统计

资料来源：世界粮食计划署全球学生营养餐项目调研（N=55）

三、学前教育机构营养餐供给状况

（一）学前儿童营养餐为未来健康奠定重要基础

学前教育儿童所获取营养将为他们未来的健康奠定重要基础，对他们的全面发展将产生深刻影响。他们吃的食物将影响其食物品味、饮食习惯，对未来的成长和健康都有益处。早期摄取均衡营养有利于减少未来肥胖症和诸如心脏病、糖尿病和某些癌症等慢性病。学前教育儿童的营养状况还可影响他们的身心发展、学习能力和认知潜能，以及他们的入学机会和教育成就。为了提高营养餐有效性，学生营养餐项目必须支持营养含量高食品、微量元素强化食品和生物素强化食品，才能帮助解决学前教育儿童营养缺乏的问题，如缺乏维生素A或铁元素，两者都会影响儿童的学习能力。

（二）优先保障学前儿童获取营养餐

教育部门优先保障接近入学年龄的儿童获取营养餐。从全球发展趋势看，学生营养餐项目在保障小学生基础上，向中学和学前教育扩展，学前教育儿童是扩展的主要对象。厄瓜多尔在2010—2011年以前营养餐覆盖面主要为1～8年级，2012年以后受益者向两头扩展，扩大到8～10年级和学前教育（3～5岁）。智利国家学生营养餐项目覆盖全国9670所中小学，包括学前教育。2008年，联合国儿童基金会在非洲吉布提创建了15个实验幼儿园，支持300个农村儿童。该项目提供了健康和营养教育、水和卫生设施以及营养餐等。世界粮食计划署为该项目提供早餐和午餐。2012年的评估结果表明，参加学前营养餐项目儿童比没有参加项目儿童表现更好。评估组建议，在发展中国家，由教育部门运作的学前营养餐项目应优先考虑5岁儿童，保障接近入学年龄的儿童优先获取资源；3～4岁儿童营养餐计划可纳入社会保障部门。

（三）学前儿童优先获取高质量营养餐

高等及中高收入国家非常重视对6岁及以下儿童提供高质量的营养餐。从2011年起，巴西政府进行政策倾斜，即优先为6岁以下的儿童免费提供营养餐，供餐成本为每人每年100美元。在巴西全日制幼儿园，必须至少满足儿童70%日常营养需求，每天至少提供三顿餐，每周至少提供三种水果和蔬菜。非全日制幼儿园每天至少提供两顿餐，必须满足至少 30%的日常营养需求。巴西国家学生营养餐项目（Programa Nacional de Alimentação Escolar，PNAE）非常重视儿童营养摄入量，幼儿园的周食谱反映的儿童日平均营养含量均符合联合国粮食及农业组织（Food and Agriculture Organization of the United Nations，FAO）和世界卫生组织（World Health Organization，WHO）的营养标准，见图 4-5。

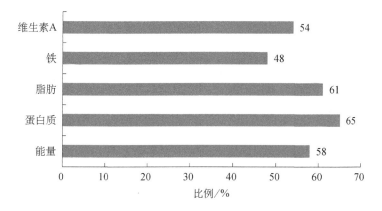

图 4-5　FAO/WHO 推荐的 4～6 岁儿童营养标准

资料来源：Drake L，Woolnough A，et al. 2016. Global School Feeding Sourcebook：lessons from 14 countries. London·Imperial College Press：90-91

（四）学前教育机构主要供餐方式为食堂

发达国家学前教育机构普遍负责为儿童提供营养餐。以英国为案例，2015年，CFT 的调查显示，英国 98.4%学前教育机构提供营养餐。一半以上学前机构每天提供四次及以上食物或零食。91.8%机构自己负责提供食物，其中，45.5%学前机构保育员自己做饭，46.3%学前机构自己经营厨房并雇用员工。87.7%学前机构有食堂，其中，49.6%的学前机构有家庭型厨房，38.1%有全功能食堂，能从头到尾加工所有食物。仅 2.7%的学前机构从当地小学、大学或医院购买服务，还有 2.5%学前机构与私立公司签订合约供餐。九成学前机构主要从超市购买食材，不到一半学前机构还同时从当地批发商购买，从地方农户购买的学前机构比例仅占 3.8%，有 2.2%的学前机构的食材为自己种植（Children's Food Trust，2015）。

第二节　世界主要国家学生营养餐制度安排

一、政策和法律框架

　　为了完善校园餐计划，保证此计划能够顺利实施，各国政府制定了相关的法规规章等。其中，高等及中高收入国家制度框架规范、设计完善。世界粮食计划署项目显示，所调研国家都将学生供餐项目纳入常规制度框架，通常有政策和法规、指导意见或计划等。有的国家有宪法保障或派生宪法保障，如巴西、墨西哥和南非。在大部分国家，如加纳，无正式规定，仅有相关部门颁布的项目指导意见（Drake et al., 2016）。世界粮食计划署全球学生营养餐项目调研显示，16%中低收入国家、18%低收入国家正在制定相关政策。52%、44%低收入国家和中低收入国家既没有专门政策也没有法律框架。大部分高等及中高收入国家制定相关政策或法律框架，已有专门政策或法律框架的国家占86%。不同收入国家的具体情况如图4-6所示。

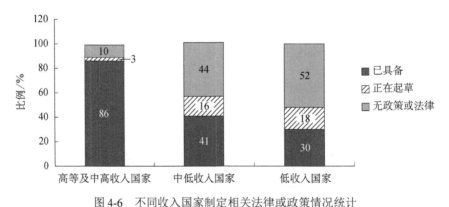

图 4-6　不同收入国家制定相关法律或政策情况统计

资料来源：世界粮食计划署全球学生营养餐项目调研（*N*=94）个国家

注：原数据加总非100，未做修改

　　美国学校的供餐制度起始于1935年，由美国国会通过决议，由农业部拨出专项基金，推行午餐计划。1946年，美国国会正式通过《国家学生午餐法》，将学生午餐纳入法制管理，要求政府每年制定学生营养午餐计划，所需经费由政府提供，并规定政府有关部门的职责。美国公共法律第396条为"全国学校午餐条例"，规定提供占儿童每日营养需要量的 1/3～1/2 的膳食。经营者不仅每日提供 2700 万份以上的午餐和 300 万份以上的早餐，而且配合班级、结合食物选择进行营养健康教育。美国政府先后颁布了一系列相关法律对校园午餐法案进行了补充，如 1966 年颁布《儿童营养法案》，1994 年颁布《健康校园餐法案》等。在全美各式各样的学生供餐计划中，美国学校午餐计划实施的力度最大，效果也最好。1969 年 5 月 29 日，美国总统签署了《儿童餐卫生法令》；1977 年公共法律 95～166 条又规定了"营养教育和训练计划"，给学校营养计划的教育注入了新的动力，使政府认识到营养健康教育必须同学生营养午餐、学校饮食服务相互协作。1990 年美国公民委员会发表了"学校午餐白皮书"，成立了学校营养公民委员会（Citizen's Commission on School Nutrition），委员由总统亲自任命，进一步规范了学生营养午餐的管理和监督（童俊，2012）。到目前为止，美国除了多次对学生午餐法进行修补外，先后有 10 多部法律和技术规章都涉及学生餐。

  1954 年，日本国会通过《学校供食法》，明确规定在全国施行义务制教育的中小学校推行学生营养午餐。日本在 2005 年制定并实施了《食育基本法》。该法的序言指出："现在应重新把食育作为生存的根本，看成智育、德育及体育的基础。"（程景民，郑思思，2016）进入 21 世纪，针对因不健全饮食生活方式而产生的青少年体质健康衰退等饮食问题，日本政府于 2005 年 3 月颁布了第 5 次修订的《学校供食法》，《学校供食法》更加强调了学校供食的教育目标，即"通过合理膳食，促进健康；加深对日常饮食生活的理解力与判断力，培养理想饮食习惯；丰富学校生活，锻炼社交与协作能力；尊重生命与自然，爱护环境；尊重劳动；理解传统饮食文化；正确认识食品生产、流通与消费"。基于《学校供食法》的供食教育理念，日本政府于 2005 年 6 月出台了面向全体国民的《供食教育基本法》，在该法的序言中指出，供食教育对所有年龄段国民都是必要的，特别是青少年的供食教育，对其身心发展与人格形成具有重大影响，是青少年终身心健康、形成丰富人性的基础。《学校供食法》与《供食教育基本法》的颁布，为日本步入供食教育时代奠定了更加充分的法律基础。日本政府在保障学校供食教育顺利开展的过程中，从提升家长、社会对学校供食卫生安全的信任角度出发，于 2009 年 3 月重新修订了 1997 年的《学校供食卫生管理标准》（李冰和周爱光，2013）。新修订的标准从风险管理的理念出发，对学校供食设施设备、供食操作环节、供食卫生管理体制、日常与临时卫生检查等方面做出了详细的规定。该标准的出台大力推动了日本学校供食卫生安全工作的发展，有效避免了日本学校午餐中毒事故的发生。

英国 1944 年通过立法，规定地方教育主管部门必须为学生提供营养餐，使校园餐成为一项全国性的制度。泰国 1992 年颁布《校园午餐基金法》，规定学校午餐项目的目标是降低学龄儿童的营养不良率，增强食品安全意识，培养儿童良好饮食习惯，促进儿童全面发展（黄艳兰，2009）。

二、机构安排和运行

好的制度安排表现为能够高效地设计、管理和实施学生供餐计划。目前大部分国家委托教育部门负责管理学生营养餐，同时明确不同级别政府的任务和职责，协调卫生部门与农业部门等参与项目。

（一）八成以上国家的学生营养餐项目由教育部门主管

世界粮食计划署调查表明，在 59 个调查国家中，85% 的国家的学生营养餐项目实行教育部门负责、跨部门之间合作的机制。部门间合作非常重要，除了教育部门，卫生部门和农业部门也发挥了重要作用，63% 的国家的卫生部门、44% 的国家的农业部门参与该项目，另外，18% 的国家的地方政府部门也参与到营养餐项目中，见图 4-7。

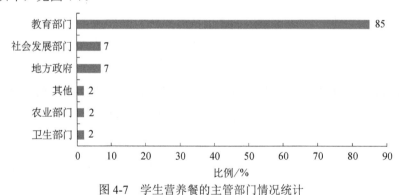

图 4-7　学生营养餐的主管部门情况统计

资料来源：世界粮食计划署全球学生供餐状况调研项目（*N*=59）

（二）明确不同级别政府的任务和职责

学生供餐计划复杂，需要执行机构有足够运作能力，应该在建立初始就考虑如何增加现有资源，包括人力、物力和财力。机构安排的关键是明确不同级别政府的任务和职责。美国在这方面积累了良好的经验，联邦政府农业部和卫生部负责提供资金，制定营养标准，监管各州营养餐实施情况；州政府负责分配资金，实施项目管理，监管本地营养餐实施情况；学区和学校是主要实施者，负责购买食物和提供安全营养的学生餐（图4-8）（韩晴，2010）。

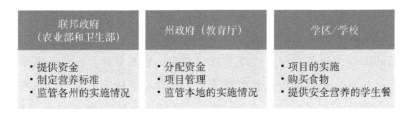

图4-8　美国学生营养餐管理机构职能

（三）有效协调跨部门之间联系

卫生部门和农业部门是学生供餐的重要参与者，其他部门如地方政府部门、妇女和儿童部门等也参与项目。为了更好地开展工作，需建立共享信息机制、计划和决策机制协调跨部门之间的合作。一些国家积累了成功的经验，如巴西，专门建立指导小组或技术委员会，实施协调功能。在很长时期内，确保所有参与部门相互协调是一项持续且具有挑战性的工作。

（四）制定质量保障和问责机制

为确保儿童吃到安全营养的食物，必须建立国家级质量、安全和营养标准，落实学校食品安全主体责任。监测机制对项目成功很重要，但目前这种机制普遍比较薄弱。厄瓜多尔建立了复杂的 SIGAE 信息管理系统，在线实时跟踪监测食物流通和储存，用以优化供餐项目效率，值得借鉴（Drake et al.，2016）。

案例1　　　　　　　　**巴西学生营养餐各级管理机构职能**

巴西三级政府（联邦、州和市）负责实施学生供餐计划（PNAE），从而在三个层面加强了机构能力，以便管理计划的实施工作。具体如图4-9、图4-10所示。

国家教育发展基金会（Fundo Nacional de Desenvolvimento da Educação，FNDE）被认为是教育部的业务部门，其任务是提供技术和财政援助，并开展有助于提高全民教育质量的行动。FNDE 旨在成为公共政策的执行典范，其职能包括：①向 PNAE 覆盖的州、城市和学校提供资金；②监督财政资源的运用并在资金管理不善的情况下采取行动；③制定准则、监督计划执行情况并评估其效力。

为了增强机构能力，特别是在地方机构，FNDE 与 8 个州的联邦大学建立了合作关系并创建了学生供餐和营养协作中心，旨在向当地 PNAE 管理人员提供更多的技术支持，用于营养、监测和计划实施。学生供餐和营养协作中心的工作由 FNDE 工作人员负责监控。

州级的工作由州教委秘书处或市政府负责：食品采购，还包括菜单物资的后备资源；雇用和培训工作人员；储存；为向学校运送食物做好物流安排；向该计划的全部受益人提供学生供餐（早餐、午餐或加餐）。根据法律，每个州政府或市政府都必须成立由一名政府代表及以下各组中两名选定成员组成的学校供餐委员会（Conselho de Alimentacao Escolar, CAE）：家长（通常来自家长-教师协会）；教师、学生及其他专业教育人员；民间社会（如教会和农村联盟）。CAE 成员任期为四年，期满后可由各代表机构重新任命他人或延长其成员资格。CAE 是 PNAE 的核心部分，发挥自主监督和监控的作用。根据 2013 年第 26 号决议第 34 条的规定，其职责包括：①确保各州政府和市政府遵守 PNAE 准则；监督 FNDE 提供的财政资金的使用情况；②确保食物质量、卫生条件以及根据营养指南所开发的菜单的适用性和可接受性；③定期召开会议并访问学校；④基于年度管理报告评估 PNAE 的执行情况；⑤向 FNDE 和巴西审计法院等其他控制机构报告任何违规和管理不当的情况。

各学校还需具备执行该计划的能力，尤其当资金划拨给实施该计划的具体学校时，CAE 将承担起与该计划相关的任务。

巴西建立了高效的部门协作机制,强有力的部门间协作促进学生供餐项目、教育部门、社会保护部门及当地家庭农业支持计划之间形成了一定联系。国家高层领导强有力的支持是在粮食和营养安全框架内提高协作水平的决定性因素，旨在最大限度地利用资源、增强政策和计划的执行能力。

FNDE 与农业有关的主要合作伙伴包括农业发展部（通过国家家庭农业秘书处）、社会发展和消除饥饿部、国家食品供应公司、渔业部、卫生部及其他部门。这些合作伙伴公开讨论各自的项目及其对该计划的影响，从而促进积极协作，增强计划执行能力。

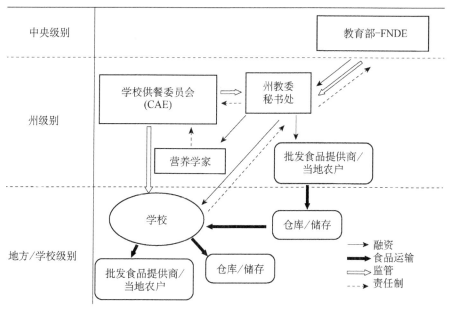

图 4-9 PNAE 州级实施

资料来源：Drake L，Woolnough A，et al. 2016. Global School Feeding Sourcebook：
Lessons from 14 Countries. London：Imperial College Press：94-95

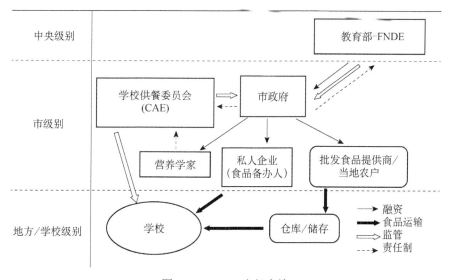

图 4-10 PNAE 市级实施

资料来源：Drake L，Woolnough A，et al. 2016. Global School Feeding Sourcebook：
Lessons from 14 Countries. London：Imperial College Press：94-95

案例 2　　　　　　　　**印度免费午餐计划的制度安排**

印度免费午餐计划（Mid-Day Meal Scheme，MDMS）是由中央政府调控和支持，由邦和地方当局在管理、经费和执行方面大力参与的大型计划。制度框架涉及许多因素和政府部门。2004 年和 2006 年 MDMS 指导方针规定了从国家层面到地方机构层面的详细管理结构，包括与 MDMS 有关的非政府组织。

在中央政府层面，人力资源发展部下设的学校教育与扫盲司（The Department of School Education and Literacy，DSEL）对计划负全责，见图 4-11。

国家层面的全国指导监督委员会负责监督计划执行，评估计划影响，向中央及邦政府提供建议，动员社会支持和促进与公司的合作。邦、区/街区和地方/学校层面也有相应的指导监督委员会。

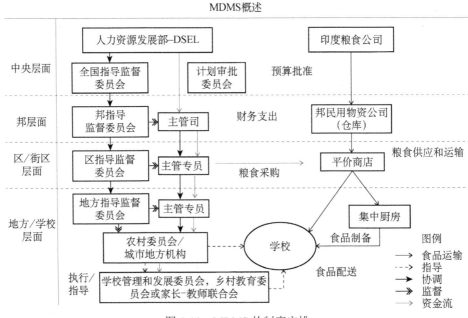

图 4-11　MDMS 的制度安排

资料来源：Drake L，Woolnough A，et al. 2016. Global School Feeding Sourcebook：
Lessons from 14 Countries. London：Imperial College Press：263

DSEL 与以下机构协调：①中央政府所有的印度粮食公司；②负责执行有关学校厨房及储存设施建设的基础设施经费计划的其他政府部门；③各邦为 MDMS 指定的主管司。

邦政府和中央直辖区负责执行 MDMS。每个邦/中央直辖区指定一个负责执行的主管司，通常是教育司（Department of Education），其职责包括监督学校层面的执行。邦主管机构将拨款分配给所有区主管机构，并确保区主管机构将月度拨款再分配到子区级别，再由后者将拨款分配到每所学校。但是，有些邦将初级小学教育职能下放给农村委员会和城市地方机构（local body），计划的日常监督责任通常也同时下放。

区和开发街区任命的主管官员，如区收税员（district collector）、区/中级农村委员会等，负责监督计划有效执行。区主管机构通知学校月度拨款额，并负责制订食谱和安排粮食运输。

在地方和学校层面，学校管理和发展委员会（School Management and Development Committee）、乡村教育委员会（Village Education Committee）或家长-教师联合会作为执行机构，负责计划的执行，并对经选举产生的地方农村委员会负责。

三、学生营养餐成本、投入和预算

按 2008 年美元汇率计算，高等及中高收入国家学生供餐生均成本为 371 美元，中低收入及以下国家为 56 美元。总体而言，很多国家有坚定的政治意愿，继续资助学生供餐，并尽可能通过国家基金进一步扩大项目。

（一）学生营养餐成本占教育支出比例为 10%～15%

学生营养餐在教育支出中的比例一般为 10%～15%，如果高于该项比例，项目执行者需考虑重新设计项目，即重新设计食谱，规划最适合的采购过程。

（二）学生营养餐在教育支出中的比例随国家收入增长趋于下降

高等及中高收入国家学生营养餐在基础教育支出中的比例为 11%，低收入国家为 68%，中低收入国家为 24%（图 4-12）。随着国家收入提高，学生营养餐在教育支出中的比例趋于下降（表 4-2）。因为 GNP 增加后，教育支出随之增加，但营养餐成本却保持不变。

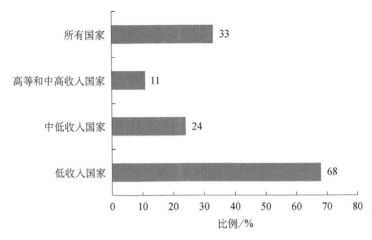

图 4-12　学生营养餐支出在基础教育支出中的比例

表 4-2　按国家收入水平划分学生营养餐成本

国家收入水平	生均成本/美元（2008 年）	学生营养餐支出占基础教育支出比例/%	学生营养餐支出占人均GNP 比例/%
低收入国家	56	68	7
中低收入国家	56	24	2
高等和中高收入国家	371	11	2
全部国家	173	33	3

资料来源: Gelli A，Daryanani R. 2013. Are school feeding programs in low-income settings sustainable？Insights on the costs of school feeding compared with investments in primary education . Food & Nutrition Bulletin，34（3）：310-317

（三）大部分中低收入和低收入国家以中央政府投资为主，高收入国家建立了政府、家庭和社区共同承担成本机制

在大部分高收入国家，政府、家庭和社区共同承担学生营养餐成本，如美国、法国、英国。除了芬兰和瑞典，几乎没有高收入国家全面提供免费营养餐，家庭亦需为学生营养餐买单。例如，日本家庭支付学校餐费占总支出 51.6%，韩国家庭支出占总支出 31.5%，分别如图 4-13、图 4-14 所示（马冠生，2015）。在中低收入和低收入国家，大部分购买食物的资金来自中央政府，并吸收不同资助来源，如巴西主要依靠国民财政部，但也有国家彩票的贡献。在一些国家，地方政府补充中央资金，例如，墨西哥州政府投入约占学生营养餐项目投入的9%（Drake et al.，2016）。印度中央政府承担 1～8 年级全部学生的营养餐。部

分不同收入国家的具体情况如表 4-3 所示。

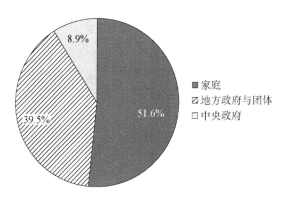

图 4-13　日本学生午餐经费来源

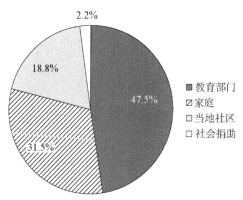

图 4-14　韩国学生午餐经费来源

表 4-3　部分不同收入国家学生供餐覆盖面、校餐类型及资金来源

国家	覆盖学段	校餐类型	资金来源
美国	幼儿园、小学到高中	早餐、午餐	家庭与政府
法国	幼儿园、小学到高中	早餐、午餐	家庭与政府
英国	幼儿园、小学到高中	早餐、午餐	家庭与政府
瑞典	小学到高中（全覆盖）	午餐	政府支付
芬兰	幼儿园、小学到高中（全覆盖）	午餐	政府支付
匈牙利	小学到高中（包括幼儿园最后一年）	午餐或午餐加点心	家庭与政府
日本	幼儿园、小学到高中	午餐	家庭与政府
韩国	小学到高中	午餐	政府和家庭及社会组织
巴西	幼儿园、小学到高中（全覆盖）	三餐或早餐/午餐	政府支付

续表

国家	覆盖学段	校餐类型	资金来源
墨西哥	小学（部分学生）	早餐	政府支付
南非	部分小学到高中 （包括学前一年）	上午间餐	政府支付
印度	1～8 年级（全覆盖）	午餐	政府支付

第三节 世界主要国家学生营养餐供餐模式

较多国家和地区采用学校食堂供餐模式，一些高等及中高收入国家在供应链、采购和招标过程中有创新。例如，智利改革公共招标过程，引入私立餐饮公司供餐，提供更高质量服务，提供服务有很大透明性。巴西将学校餐饮和家庭农场供餐公司结合起来，不仅为学生提供了营养食品，而且对小规模经济卓有贡献。

一、多样化、多渠道供餐模式

（一）法国由专门的餐饮公司统一为学校提供午餐服务

法国的学生供餐计划主要为学生提供午餐，由专门的餐饮公司为学校提供午餐服务。一般情况下，公立中小学都会选择公司配送的方式为学生提供午餐。2008 年，法国农业部还响应欧盟号召，在中小学推广"课间水果"。里昂市政府的负责人说，该市各个学校的营养餐已经由固定供应点统一供应（张帆等，2014）。就全法国而言，各个城市的政策不尽相同，但是由统一供应点供餐的模式，应该是一个大趋势。

（二）英国有家庭供餐、学校食堂供餐和企业配送盒饭三种供餐模式

英国的学生供餐模式主要有三种：家庭供餐、学校食堂供餐和企业配送盒饭。研究表明，学校食堂供应的学生餐比企业配送盒饭的营养更为均衡（张帆等，2014）。

（三）瑞典等北欧国家采用中央食堂配送、学校安排自助午餐的模式

瑞典等北欧国家主要特点是由政府依据法律全面推行免费供应的午餐，主要由中央食堂配送，由学校食堂适当加工，向学生提供自助餐。这种做法在北欧国家中普遍推行，被称为"北欧模式"。

（四）日本提供学校厨房供餐和中央厨房两种供餐模式

在日本，学校提供的学生正餐主要采用两种供餐方式，即学校厨房供餐和中央厨房供餐。目前，日本的学生餐 43.4% 由学校厨房供应、54.8% 由中央厨房供应（张帆等，2014）。日本采取的是学校食堂供餐与配餐中心供餐相结合、午餐与营养健康教育相结合、传统日餐与西餐相结合，不以营利为目的的供餐模式，显示出有序运行、长期稳定、不断完善的特点。

日本学生供餐所需的食品原料供应，因地区和学校的不同而采取不同做法。最简便的办法是由每所学校根据食谱要求直接从商家、批发市场、商贩、生产单位采购。还有一种办法是由市盯村学生供餐会统一采购。同时，也可以通过日本学校健康中心和都道府学生供餐会来采购，再供应给学校和配餐中心。

（五）印度的学生供餐计划以食堂供应午餐为主

印度的学生供餐计划以食堂供应午餐为主，中央政府每天为每名小学生提供 100 克大米或小麦，要求学校全年提供午餐的天数不低于 200 天，主食是面食还是米饭则由学校根据当地的饮食习惯来选择（沈有禄，2011）。

部分国家的学生供餐模式如表 4-4 所示。

表 4-4　世界部分国家的学生供餐模式

国家	供餐模式
法国	由专门的餐饮公司为学校提供午餐服务
英国	家庭供餐学校食堂供餐和企业配送盒饭
瑞典	中央食堂配送，由学校食堂适当加工，向学生提供自助餐
芬兰	中央食堂配送、学校食堂供餐
日本	学校厨房供餐和中央厨房供餐

续表

国家	供餐模式
巴西	以学校食堂供餐为主
智利	私立餐饮公司
印度	以学校食堂供餐为主
匈牙利	以私营公司供餐为主

二、食品采购、运输、储存和准备

巴西政府在食品采购、运输、储存和准备方面形成了比较好的经验。约 80% 的巴西市政府代表其辖区内的学校管理学生营养餐采购和供应活动。某些地区使用联合实施的方式。资金划拨至市教委秘书处。巴西的大多数城市是居民不到 4 万的小城市，更倾向于实施半分散模式。学校分散在各地的州政府倾向于与负责采购的学校一起实施权力下放模式。

市政当局采用的模式是根据既定菜单购买食物，将食物存储在仓库中，然后再将食物分发到各个学校。这种做法通常适用于大中型城市，即给所有学校批量采购全部食物，这种做法更实际并且更划算。通常在 26 个教学日发放一次不易腐烂食品，一般每周直接在学校发放一次或两次易腐食品、家庭农产品，并由市政府监督。付款活动全部由市教委秘书处安排。

FNDE 将资金分配给负责食材采购、运输、储存的州或城市，由他们准备食材并给学生供餐（可以是早餐、午餐及/或加餐）。市政府通常采用的半分散管理模式，有助于各个城市采购、分配和监控流程。多家学校的批量采购通常能够节约成本，并且产品质量更好，品种更丰富。

相关部门主要从当地农民手中采购水果和蔬菜等新鲜的易腐食品。巴西有 700 多所学校都建立有教学园圃，旨在促进开展教育活动并培养学生健康的饮食习惯。多余的新鲜易腐食品可用于补充学校膳食所需的基本蔬菜供应，做成早餐、午餐或加餐。大米、面粉、豆类和植物油等不易腐烂食品有时通过公开招标进行采购，或由市政府或州教委秘书处负责管理，或与农业部秘书处合作。当从农户手中采购时，州政府和市政府会根据 2009 年法律规定，准备一个名为"公众电话"（public call）的具体的新流程。州政府和市政府至少应将联邦政府划拨的 30% 的资金用在这种模式的采购上面，但也有一些地区这一比例超过

30%（图 4-15）。巴西的另一种采购模式通常是法律规定的招标，供货商需通过烦琐的审查才可能获得投标资格。农户中标的可能几乎为零，从而诞生了从农户手中采办产品的全新采购模式。

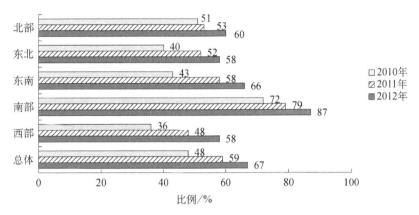

图 4-15　2010—2012 年巴西实施 PNAE 的州政府和市政府的小农户采购情况统计

资料来源：WFP Centre of Excellence against Hunger and IPC-IG（International Policy Centre for Inclusive Growth. 2013. Structured Demand and Smallholder Farmers in Brazil: The Case of PAA and PNAE. IPC-IG, UNDP, Brasília, D.F. Available from：http：//brazilcentreofexcellence.files.wordpress.com/2013/10/structureddemand.pdf[2013-10-20]

第四节　世界主要国家学生营养餐供给成效

学生营养餐项目符合社会需求，可以保障社会安全，增加社会福利，提高学生学习成绩，保障学生身体健康，促进学生发展，最后，还能促进当地农牧经济发展，潜在地提高当地农民收入。

一、学生营养餐促进社会公平，提供社会安全保障

学生营养餐项目支持家庭送孩子上学,在长时期内可以提高人力资本水平。家庭为子女供餐花费占家庭支出一部分比例，学生营养餐资助可间接增加家庭收入。高收入和中高收入国家一般将学生营养餐纳入社会福利保障体系，如美国将学生营养餐项目视为国家安全系统的里程碑，缜密选择项目收益。营养餐项目需保证最贫穷的孩子能够受益，最大化地利用稀缺资源，通过项目促进公平，为最贫困的群体谋取福利。

二、学生营养餐提高儿童营养水平，促进儿童全面发展

营养餐与教育和营养的关系更直接。营养餐能够提升学生营养水平，提高学习能力，提高升学率。营养餐还可以提高儿童入学率，降低缺勤率。营养餐尤其对于性别差异较大的国家的女童有明显作用，能有力提高其入学率。人体前 1000 天（从胚胎到两岁）的营养投入非常重要。学前教育儿童的营养状况可影响他们的身体发育、健康、学习和认知潜能，以及他们入学和教育成就。这表明为了提高有效性，学生营养餐项目必须支持营养需求、微量元素强化食品和生物素强化食品，才能帮助解决学前教育儿童营养缺乏的问题。

三、学生营养餐促进地方农业经济发展，提高当地收入

营养餐还有附加产出，即对当地农场、社区和经济有贡献。许多国家已探索将食物采购地方化，尤其从地方小农场采购，形成稳定市场，提高当地收入。当地购买不但降低了学生供餐成本，而且增加了水果和蔬菜供应，还保证了食品质量，高收入国家已经开始运用这种办法。如巴西、智利和英国苏格兰的经验表明，购买地方产品，既能更好地供给营养餐，也能刺激当地经济发展。在中高收入国家中，巴西成功地将学生营养餐项目与地方经济结合起来，规定至少30%购买经费用于当地小农场，这需要教育部门、农业部门和其他部门更好地开展合作。英国近期修改条款，允许地方农场和公司进入学生营养餐采购范围。

四、学生营养餐计划的成效案例

（一）对印度教育的影响

关于印度 MDMS 的多项评价研究表明，该计划对入学率和出勤率具有正面影响。在西孟加拉邦（West Bengal）比尔普姆（Birbhum）区进行的研究发现，MDMS 使儿童入学率和出勤率显著上升，特别是女童和来自表列种姓与表列部落的儿童。研究还发现，MDMS 还解决了严重营养不良问题、缩小了社会差距和抑制了教师旷工行为。

对中央邦的 70 个最落后乡村的一项调查称,63%的家长和 74%的教师觉得免费午餐有助于提高儿童的学习能力。总入学率出现了 15%的增加,且表列种姓及表列部落(43%)的儿童以及女童(38%)入学率增加幅度非常高。约 96%家长希望继续执行 MDMS。

在拉贾斯坦邦进行的多项研究也报告了在入学率、保留率和出勤率方面的良好结果,特别是对女童。这些研究发现,超过三分之二的家长认为免费午餐的质量令人满意,并希望继续执行 MDMS,但他们表示仍有改进余地,特别是在基础设施和水的获取方面。

处于社会弱势地位的表列种姓和表列部落的毛入学率数据证实,2001—2002 学年和 2007—2008 学年的毛入学率有显著增加,特别是女童。这在初小层面特别显著,且在高小层面也很显著(Drake et al.,2016)。

(二)对印度社会公平的影响

印度的一个主要社会问题是存在普遍性的种姓歧视,尤其是对表列种姓和表列部落的歧视,特别是在农村地区。由规划委员会的计划评价机构在 2010 年代表政府对 MDMS 进行的全面评价发现,23%的受益儿童来自表列种姓,12%来自表列部落,40%来自其他落后阶层。通过让儿童不分种姓一起就餐,以及通过从表列种姓族群招收厨师来参与计划的运作,校园免费午餐也有助于打破种姓樊篱和促进平等价值观在学童中的传播(Drake et al.,2016)。不过,这个过程远远不够顺利,现有证据表明,在有些邦的 MDMS 执行中存在对于消除社会歧视的强大阻力。

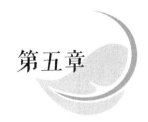

第五章

营养改善计划实施中的问题与建议

营养改善计划不是简单的吃饭问题，营养改善计划从贫困地区的农村学校开始实施，体现了弱势优先的社会公正原则。它具有民生意义，提升了受益群体的营养水平，尤其对于留守儿童、特困家庭儿童还具有解决温饱的意义；节约了受益家长的时间，提升了家庭经济收益；学校加农户、企业加农户等模式促进了农民增收。它具有政治意义，通过改善民族身体素质，提升社会满意度和国家竞争力。它具有经济意义，降低医疗费用支出，庞大消费带动农副业、餐饮产业发展。它具有社会改造意义，对农村社会的营养理念、卫生习惯具有重要影响，对农村生产经营活动也将产生影响，随着相关部门对食品供应从原材料的生产环节到入口的全流程安全管理的加强，我国食品安全水平也将得到提升。随着营养改善计划实施覆盖面不断扩大，各级财政的支出不断增加，学校食堂建设工作基本完成，制度建设趋向成熟，各级地方政府已经有明确的机构负责营养改善计划的实施和管理，形成了较为通畅的运行机制，转变为常规工作呼之欲出。但我们也不可否认，营养改善计划在实施过程中还存在一些困难和问题，必须建立长效解决机制才能保障营养改善计划工作的健康发展。

第一节　困难与问题

一、人财物技的保障均短缺

（一）食堂建设经费短缺

在国家试点县,由于第一批食堂建设是按照当时的需求进行设计和实施的,以及学校布局调整、到校就餐意愿增强、学生回流等原因，部分学校食堂存在容纳能力不足的问题。学生需要分批用餐，有的学校需要花一个多小时才能让所有孩子吃上午饭。在地方试点县，食堂建设主要由地方财政负责，县级财政压力造成的资金短缺使得部分地区食堂改扩建工作推进较慢，存在学校暂时没有食堂或是不能满足供餐需求的现象。

（二）运转经费短缺

运转经费短缺是更为普遍的问题。食堂运营所需的水、电、煤等开支较大，很多地方没有提高公用经费标准，政府也没有划拨这部分经费。初期配备的食堂灶具、餐具需要进行定期更换和补充，部分区县无法对此进行有效保障，影响学校供餐。食堂工作人员工资也缺乏保障，多数情况下县政府只能承担一部分，其他需要学校自筹。上述短缺经费往往通过挤占学校公用经费补齐。

（三）各类工作人员短缺

这个问题主要体现在两个方面。一是各级学生营养办工作人员短缺。现行政策没有明确各级学生营养办的编制、性质及归属，营养办的工作人员属性不一，且人手不足问题普遍存在。二是食堂工作人员短缺。经费紧张以及工资仅仅维持在当地最低工资水平，导致食堂职工的招聘和配备困难。食堂管理员等多为学校专任教师兼任，时间精力难以保证。

二、管理质量提升困难重重

（一）各成员单位之间缺少工作联动

目前样本县各成员单位多是按照文件拆解开展各自的工作，降低了工作效率，一旦出现问题容易出现职责不明、互相推诿的现象。部分区县开展了工作联动，但是联动机制尚不完善。部门联席会议（例会）召开情况不乐观，不开或者不定期，或者召开时参会人员不了解情况无法沟通工作。教育部门缺乏食品安全检查等专业知识，工作难度大。

（二）校长与教师工作压力大

样本县普遍反映，营养改善计划的实施增加了教师的工作压力和校长管理难度。一是陪餐工作和餐后管理工作。陪餐占用教师自由时间，教师无法回家为家人做饭，还需要教师自己交费，对此意见很大。餐后管理也占用了教师的休息时间，影响下午的教学工作。一旦学生出现问题需要追责，责任定性也增加了管理难度。二是食堂管理工作。担任食堂兼职管理员的教师需要定期接受培训，并再次培训食堂员工和相关教师，这些工作无法纳入其绩效考核和职称评价中。有的教师早晨五六点钟到学校验收货物，等学生到校后再接着去上课。为了控制食品安全和资金安全，管理制度越来越细致，教师每天要完成大量的档案记录工作。三是用工安全压力。学校雇用的食堂工人多为文化水平不高、年龄较大的女性，在食堂高温环境下学校非常担心工人的操作安全。

（三）职工稳定性差且培训效果不佳

食堂职工的工资较低、普遍没有保险且工作量大，造成食堂职工稳定性差。学校必须不断重复培训新人，浪费培训费用。食堂职工来源多为不宜外出务工的贫困户、年龄较大人员以及陪读家长等，食堂管理规范知识、卫生知识匮乏，其综合素质与学校食堂规范管理的要求还不适应，造成培训效果不佳，只能基本保障食品安全，无法顾及餐食的口味及营养。

（四）食堂管理存在各类漏洞

整个营养餐食的配制应该是按照食物的出品流程顺序地进入下一个制作环节，但是现在食堂普遍做不到这一点，存在食品安全及交叉感染风险。各级管理者对安全问题高度重视，但是一些食堂工人不以为然，不戴帽子和口罩、往贴着熟食标签的盆里扔生菜的行为时有发生。调研还发现，个别食堂管理还存在花生发霉、蔬菜腐烂、以火腿肠代替鲜肉、一周每日的菜谱不更换、个人变相承包学校食堂等问题。

三、认识理解有待提高

（一）存在挤出效应

调查结果表明，与参加营养改善计划之前相比，66.46%的家庭在孩子饮食上的支出减少了。这说明营养改善计划出现了挤出效应。部分县对国家政策理解不到位，认为农村义务教育学生的营养改善计划是提供免费餐食，导致家庭不愿意出资，学校供餐质量不高，从而失去了营养改善的应有之义。出现这种情况的原因，一方面是部分县对政策理解错误，认为政府是保基本的营养，家庭做改善，将 X+4 理解和执行为 4+X；另一方面是学校自主经营食堂按照现行体制收费有风险，缺乏制度支持。

（二）食育认识不足

食育方面的认识也存在不足，主要表现在两个方面。一是思想认识不正确；二是实际开展状况欠佳。部分学校校长和教师对于营养健康教育的认识不正确，重视程度不够，他们认为农村地区的学生本身就成长在农村，不需要再开展劳动教育或是其他形式的营养健康教育。大部分市级和县级政府已经认识到营养及健康教育的重要性，并已启动相关工作，但学校的健康教育课程设置不规范，没有专业教师和教材，多数为班主任或其他任课教师兼任，有关教学和学生活动比较零散，不成体系；还有部分区县未开展实际教育活动。

（三）宣传工作不到位

宣传工作不到位，主要表现在两个方面。一是宣传内容的准确性不足。多数学校都做了营养改善计划的宣传，但仍有超过一半的家长不了解国家实施营养改善计划的目的，因而不能很好地配合地方政府和学校做好学生营养改善工作。部分媒体也存在宣传误导的问题，为显示政府惠民政绩，过度宣传，将营养改善计划宣传为免费午餐。二是宣传形式需要继续丰富，例如，公共交通站牌、村委会宣传栏等人群聚集的地方应充分利用起来。

第二节　展望与建议

一、改进完善顶层设计

（一）进一步完善各类制度

在人口多、地域广的国家，营养餐的管理模式一般采用中央指导下的地方负责模式。2016 年我国颁布的《国务院关于推进中央与地方财政事权和支出责任划分改革的指导意见》规定，要逐步将义务教育、高等教育、科技研发、公共文化、基本养老保险、基本医疗和公共卫生、城乡居民基本医疗保险、就业、粮食安全、跨省（区、市）重大基础设施项目建设和环境保护与治理等体现中央战略意图、跨省（区、市）且具有地域管理信息优势的基本公共服务确定为中央与地方共同财政事权，并明确各承担主体的职责。我们认为，农村义务教育学生营养改善计划属于基本公共服务，应确定为中央与地方共同的财政事权，中央一级政府应承担制定全国统一标准的责任，并由中央与地方按比例承担支出责任。中央负责制定中央一级补助标准，按照现有国家试点补助经费基数和地方试点奖补资金基数采取转移支付方式拨款到省（自治区、直辖市），并依据中央财力情况逐步增长。省级政府负责统筹安排本省营养改善计划资金。省级政府要根据省（自治区、直辖市）以下财政事权划分、财政体制及基层政府财力状况，合理确定地方各级政府的支出责任，解决运营经费困难问题。按照国家规定市级政府负责协调指导和监督检查，但没有投入责任。有的地市级政府主动承担了一部分投入责任，有的省（自治区、直辖市）制定了地方政策要求地市级按一定比例承担投入责任，减轻省（自治区、直辖市）和区县的投入压力。政策表述上应明确提出鼓励有条件的市级财政承担一定的补助责任。我国实施"省级统筹、以县为主"的义务教育管理体制，因此，规定县级政府作为学生营养改善工作的行动主体和责任主体是科学合理的，我们需要进一步研究县级政府如何履行好主体责任。

《教育部等十五部门关于印发〈农村义务教育学生营养改善计划实施细则〉等五个配套文件的通知》对各级政府的职责、各相关部门的职责做了比较详细的规定，但这些规定的落实还有很大进步空间。进一步明确中央职责，推进学生基本营养标准、实施标准和相关政策的制定，使地方落实营养改善计划有标可依。地方政府是实施营养改善计划的责任主体，尤其省级政府是统筹主体，制定地方法规和政策，对薄弱区县加强支持和指导。调查显示，只有近六成区县建立了营养办联席会议（例会）制度。在现行制度下，部门之间的合作更多取决于各部门领导的认识，或者领导小组领导权力大小和重视程度。省级政府应建立对区县政府实施营养改善计划的绩效考核制度，从制度上促进各相关部门加强合作，各司其职。

（二）规范市场并统一学校供餐管理

目前，国家政策倡导学校自主经营食堂供餐，并且已经成为营养改善计划的主要实施模式。农村地区食品安全状况较差，而营养办和学校都缺乏对农副产品和加工食品安全检验的专业能力，形成非常大的心理压力和焦虑感，迫切需要农业部门和市场监督部门从源头净化市场环境，规范市场行为。各国大多采取资助、食堂供餐管理和供餐服务分离的模式，采取学校自主经营食堂模式的国家或者学校，学校往往配备了专职管理人员、专业卫生人员等。我国义务教育学校大多没有配备专职职工，教师承担了大量的供餐管理和服务工作，对教学产生了一定影响。建议适当尝试建立企业供餐模式，将学校供餐定性为公益性领域经营，做好公益保障和成本控制，不以追求利润为目的。仿照教材供应体系，政府与企业协商利润比例，加强社会监督。

学校供餐也应全面纳入统一管理。我国农村学校存在着大量寄宿生，学校供餐并不限于营养改善计划一餐，其他餐食的供应目前由学校自主负责，上级部门管理松懈。不论供应哪一种餐食，食堂安全总体来说都属于教育部门的安全责任范畴，各类餐食的食堂盈利也都应进行管理。因此，从营养、安全和管理方便的角度考虑，不论是否属于营养改善计划的范畴，学校供餐均应实施统一的营养标准和管理标准，通过财务公示、加强社会监督、行政监督和审计监督等方式控制学校供餐的盈利和资金使用的规范性。营养改善计划供餐的日常业务管理也纳入后勤管理有关机构负责范畴，政府负责监督后勤中心或者委托其他专业性社会机构，而不是直接参与学校食堂的管理。这也符合后勤服务社会化、政府职能转变等治理体系改革方向。

（三）目标确定方法从地域转向家庭

　　各个利益群体对于营养改善计划下一步的发展方向诉求不同。从家长角度看，有孩子上幼儿园的倾向于营养补助扩大到学前阶段，有孩子上高中或者孩子将要上高中的，则倾向于营养补助扩展到高中阶段。省一级营养办多倾向于不再提标扩面，扩张速度过快会导致各级政府不堪重负。国际社会实施营养补助的次序一般是义务教育阶段、学前阶段、其他学段。补助人群有的按照地域覆盖，有的按照学生家庭情况考虑，学生接受补助额度因家庭经济条件的差异而不同，有的享受全部免费甚至假期免费餐，有的只有折扣价格，有的完全自费。据联合国粮食计划署调查，发达国家中按照学生家庭经济条件确定补助人群的数量较多，低收入国家按照地域特征实施的比例较高。我国实施营养改善计划的目的是"进一步改善农村学生营养状况，提高农村学生健康水平"[①]。目前，大部分地区补助的对象是按照学校所在位置决定的，在县城就读的农村户口学生不在补助之列，县城家庭贫困学生也不在补助之列。这与我国贫困人口分布具有地域性有关，随着贫困人口建档立卡和学籍档案工作的完成，采取按照家庭经济条件明确补助对象和补助力度具有了条件。建议义务教育学生营养改善计划的目标人群的确定在依据学校所在地的基础上，考虑学生家庭经济条件，对于极端贫困学生加大补助力度，并扩展到城镇学校的家庭经济困难学生。城镇学校没有食堂供餐的，可以采取企业供餐，条件不成熟的也可由当地学校后勤管理中心、资助中心面向特困学生家庭提供现金补助、营养包或者食物券。建立分级分类的营养补助机制，有利于精准帮扶真正需要的人口，并且补助力度到位，对于家庭条件较好的学生不再提高现有补助标准，并适当增加缴费提高供餐标准，才有利于民生计划和福利制度的健康发展。

二、提高供餐质量，巩固现有成果

（一）质量优先谨慎扩面

　　对于营养改善计划的下一步推进目标，66.44%的样本县倾向于优先提高质量；17.45%的样本县倾向于优先扩大覆盖面，10.74%的样本县认为应该两者兼

[①]　《关于实施农村义务教育学生营养改善计划的意见》。

顾，即提高质量的同时扩大覆盖面；还有 5.37%的样本县目前已实现义务教育阶段学生营养改善计划全覆盖，更加注重提高质量。调查显示，近四成区县有本地区营养改善工作配餐指南推荐给学校。学校普遍反映区县下发的食谱缺乏适用性、灵活性，而学校又缺乏营养师指导，厨师往往是当地农民，很难做到营养配餐和关照学生口味。不论食堂供餐还是课间餐都有大量学校反映食品单一，学生很容易吃腻。有将近 1/3 的学生认为学校供餐没有家里的好。营养餐的生均支出仅略高于一般发展中国家，远远落后于发达国家（World Food Program，2013）。因此，提高质量才能不违背营养改善计划的初衷。人数少地处偏远的村小教学点由于学生家庭相对更为贫困，对完整餐食的需求比其他学生强烈，应明确没有条件开展伙房供餐的教学点，在发动村民、家长等社会监督、有关部门加强指导的基础上实施家庭托餐。对缺乏购物条件的教学点，政府和中心校要及时配送原材料，并鼓励师生开展种养活动。

我国的营养改善计划虽然起步较晚，但是得到较好实施，走在了世界前列，如何让孩子吃得更好越来越受到全社会的重视。法国、日本等发达国家的学生营养餐项目历史悠久，已从保证学生"吃饱"发展到了保证学生"吃好"，法国和日本的学校供餐质量也成为国际社会的典范。这些国家普遍采取的模式是，政府规定营养餐的食物种类和营养标准，营养专家为学校提供配餐指导，食物的生产和制作过程规范或者标准不论是政府制定的还是行业协会制定的，都必须严格遵守。这些经验和措施都值得我们学习和借鉴。我们的调查结果也显示，有食堂的学校学生对营养餐的满意度显著高于无食堂的学校学生，有食堂的学校学生选择能吃饱、就餐时间有饭可吃、营养餐好吃的比例明显优于没有食堂的学校学生。企业或者中央厨房送餐模式节省了成本，但餐食效果不如学校食堂加工，送餐时间也受外力干扰较大，有条件的地区应继续加强食堂建设。让学生吃饱是学校供餐的底线要求，一方面要给足分量，或者让学生自助打饭；另一方面要提高供餐质量，让学生愿意吃。经常更换食谱的学校，学生吃不饱的比例较低，学生总体满意度较高。为提高营养餐质量，让学生能吃饱吃好，必须帮助学校提高供餐能力。

（二）家庭分担供餐成本

地方政府应加强运营成本的核算，适当提高生均公用经费标准，并建立家校合作分担机制。运营经费的分担机制也应采取弱势优先原则。村小教学点的运营费用由政府负责，其他学校由政府和家庭分担。

调查结果显示，大部分家长为了让孩子吃得更好，愿意分担供餐成本。即使在享受完全免费营养餐的学生家长中大部分家长表示如果学校提供的营养餐的价格高于国家补助标准，他们也愿意交纳差额。东部地区的家长对提升学生营养最为积极，愿意分担供餐成本的比例最高；中部地区家长的相应比例最低也超过了六成。从试点类型来看，国家试点和地方试点愿意交纳差额的比例都达到七成以上。说明大多数家长有意愿有能力为提升孩子的营养水平分担支出。在家长座谈会中，部分家长表示优先选择享受免费供餐，但在政府无法提供更多资金的情况下也愿意出资。因此，地方政府应进一步做好家长工作和社会宣传工作，科学核算成本，建立分担机制，提升学校供餐质量。

（三）体现教育部门牵头的意义

生活即教育（陶行知，2008），营养改善计划的意义不仅在于学生营养的改善，学生享受营养餐的过程也应是接受教育的过程。营养改善计划不单是给学生提供营养餐，更重要的是要为学生培养一个良好生活习惯，营造尊重和热爱劳动的氛围。教育部门牵头实施营养改善计划尤其应全面关注其教育意义。全国样本学校中仅有 8.12% 的学校通过开展种植、养殖为主的勤工俭学活动来补充营养餐，大部分学校没有组织学生参与，营养改善计划的教育意义没有得到充分体现。学校应加强将营养改善计划与劳动教育、综合实践课、食育的结合，利用好学校场地、开拓校外综合实践基地，实施勤工俭学；组织学生轮班参与摘菜、分餐、组织排队等工作，既可以减少食堂员工数量和教师工作量，还可以培养学生动手能力和自我管理意识。

营养观念和营养技能、劳动意识和劳动技能是维护家庭、组建家庭必备的意识和技能。营养改善计划实施过程中开展营养教育和劳动教育，有助于弥补现阶段学校教育对于家庭生活能力教育方面的缺失，对于加强我国居民的家庭建设和提高生活质量具有重大意义。

三、从善政走向善治，激发内生动力

（一）加强民主与法制建设的保障

营养改善计划是一项政府主导的善政。营养改善计划覆盖面广，深入偏远农村学校，完全靠自下而上的政府管理难度较大，善政若让人民满意必须走向善治。研究显示，提高信息公开程度、反映问题得到学校反馈和解决能够显著提升学生满意度。以往研究也获得相近结论，政府信息公开、传播、反馈参与度和信息接受质量等对农民的惠农政策满意度呈正向显著影响（邓发云和张鹏，2016；贺文慧和程实，2013）。Frey 和 Stutzer（2000）认为，民主产生的结果有助于增加幸福感，民主过程中的参与本身也能增加幸福感；陈前恒等（2014）的研究也证明了村庄民主发育程度对非贫困户的幸福感有显著的正向影响。但是这个研究也得出村庄民主发育程度对贫困户的幸福感没有显著影响的结论。营养餐的民主管理也有助于提高社会监督水平，保障营养餐的食品和资金安全。从善政走向善治有助于激发、落实好营养改善计划的内生动力。依据善治的基本特征：立足于法律的法治性，信息公开的透明性，个人和机构职能和义务明确的责任性，定期主动地向公民征询意见、解释政策和保证回答问题的及时性（俞可平，2001），营养改善计划应进行立法，加强信息公开，明确实施机构和受益者的责任权利，提高社会参与度，通过营养餐的消费和就业岗位需求的增加推动农民脱贫和农业发展。

各国的学生餐没有统一模式，有学校食堂供餐、企业供餐、中央食堂供餐、企业提供半成品学校食堂做简单加工等多种模式。我国政策规定营养改善计划的主要形式为学校食堂供餐，不允许企业承包食堂。样本学校有 78% 的比例是本校食堂供餐。中国各地情况差异较大，建议在加强各个环节的信息公开和监督、保障学生吃好的基础上，国家试点有较大财力和人力投入的支持，可以以学校食堂供餐为主，地方试点建议放开实施模式，因地制宜由学校自行选择参与政府组织的企业供餐、统一采购和配送还是自主运营。选择企业供餐的学校应学习教材出版行业实行微利原则，并避免单一企业中标，鼓励行业竞争分散风险。

（二）提升区县营养办队伍建设水平

区县营养办是营养改善计划实施责任主体，作为新成立的机构，对工作人员素质要求较高。一方面要理解国家政策学会宣传、提高与群众沟通能力；另一方面，营养办虽然是协调机构，工作人员也必须懂得卫生、营养、消防安全、食堂管理和财务等方面的知识，否则无法指导学校工作，也难于与其他职能部门对话。营养办工作人员往往兼职，属性来源复杂，亟待队伍专业化，有稳定的人员和经费支持。国家试点能力建设尤其需要进一步加强。总体上，在同等补助标准情况下地方试点的满意度高于国家试点的满意度。对于地方试点来说，虽然主体资金由地方政府承担，但也是地方政府的自主选择，从政府到学校的工作积极性都较高。在就餐环境、饭菜种类等方面，地方试点非常满意的比例都略高于国家试点。学生报告的就餐时间没有饭、学生吃不饱等现象，地方试点也比国家试点少。国家试点地区是我国经济社会最薄弱的地区，学生营养餐工作质量受制于当地社会发展水平，当地政府能够提供支持和指导的能力也有限。为提高营养餐资金的使用效率，应加强从政府到学校食堂各级有关人员的培训、学习和交流，并以此为契机加强当地人力资源建设，实现赋能减贫。

（三）争取社会舆论和乡村社区支持

营养改善计划是政府主导的工作，但学生的吃饭问题是政府、家庭和社会的共同责任。政府提供的补助是在家庭出资基础上做加法，改善学生的营养水平，家庭的投入水平不应降低，有条件的家庭也应与政府共同出资提高营养餐质量。许多地方政府和学校了解国家政策，但是由于社会舆论阻力和家长的误解连一餐一两元的费用也不敢收取，导致营养餐低水平运转、学校公用经费被挤占。保障营养改善计划良性可持续运行，必须重视我国适度普惠性福利制度（王思斌，2009）的宣传，形成社会共识并获得社会支持；同时，受益的农村家长有关受益效果的宣传对营养改善计划良好运行环境的形成也至关重要。调查显示，对营养餐表示满意和非常满意的家长中，有 8.73%的家长从没有对他人讲过政府提供营养餐补助的事，38.44%的家长在 5 人及以下的范围讲过。由于营养膳食补助是普惠性的，不存在少数受益者出于羞耻心理不愿意与他人分享信息的情况，家长沉默的原因或与其较少参与监督、建言献策和供餐服务等工作有关。家长座谈会中有些家长对政策和学校供餐工作了解非常有限，部分家长对孩子吃饭需要花多少钱几乎没有概念。高翔（2015）的研究显示，公民参与创新项目的程度越深，就越倾向于正面评价其政策有效性。家长是面向社会最有力的宣传者，学校应采取多种渠道让家长了解营养改善计划工作，争取他们的支持，也有助于获得学校所在乡村社区的支持。调研中发现，有的乡村认为虽然人民教育政府办，但在学校上学的是本村的孩子，这些乡村的村委会就主动为学校减免水电费用、提供食堂职工工资、并提供种养基地等，这种理念和做法应推广开来。

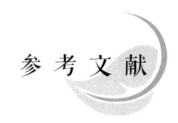

参 考 文 献

陈前恒，林海，吕之望. 2014. 村庄民主能够增加幸福吗——基于中国中西部 120 个贫困村庄 1800 个农户的调查. 经济学（季刊），13（2）：723-744.

程景民，郑思思. 2016. 日本《食育基本法》对我国的启示. 中国食物与营养，22（6）：5-7.

邓发云，张鹏. 2016. 信息传播视角下惠农政策满意度研究. 西南交通大学学报（社会科学版），17（5）：30-35，48.

高翔. 2015. 公民参与视角下的地方政府创新及其绩效——基于浙江省 19 个地方政府创新项目的研究. 经济社会体制比较，（5）：176-186.

国家统计局. 2017. 中华人民共和国 2016 年国民经济和社会发展统计公报. http://www.stats.gov.cn/tjsj/zxfb/201702/t20170228_1467424.html［2017-2-28］.

韩晴. 2010. 美国学校午餐计划对我国实施学校供餐的启示. 理论探讨，5：183-184.

郝身永. 2015. 个人损益、知情参与和改制改革效果评价. 经济与管理研究，36（2）：26-36.

贺文慧，程实. 2013. 基于农户满意度的惠农政策研究. 西北农林科技大学学报（社会科学版），13（2）：88-91.

胡登胜，王雅洁. 2016. 议程设立视角下非政府组织在政策制定中的作用——以"农村义务教育学生营养改善计划"为例. 安徽行政学院学报，7（2）：102-107.

胡珍苗，程岩，崔华玉. 2016. 在线内容用户服务升级意愿研究：基于增值体验的心理惯性视角. 管理评论，28（11）：116-128.

黄艳兰. 2009. 国内外实施学生营养干预的成功经验. 广西教育，6：10-14.

雷园林. 2016. 农村学生营养改善计划地区学生营养知识状况. 食品安全导刊，（27）：60.

李冰，周爱光. 2013. 日本中小学校的供食制度及其启示. 外国中小学教育，11：39-45.

李荔，唐振闯，陶龙翔，等.2015.农村学生营养改善计划地区学生饮料消费状况.中国学校卫生，（5）：676-678.

刘新芳.2012.农村义务教育学生营养改善计划实施问题分析.基础教育研究，（14）：3-4.

马冠生.2015.学校供餐的国外经验——以日美韩三国为例. https：//www.jinchutou.com/p-36470144.html［2015-6-18］.

"全国教育满意度测评研究"课题组.2016.基础教育满意度实证研究.教育研究，37（6）：31-42.

邵忠祥，范涌峰，宋乃庆，等.2016.农村义务教育学生营养改善计划政策执行的影响因素与对策建议.西南大学学报（社会科学版），42（6）：103-110，190-191.

沈有禄.2011.印度小学免费午餐计划及其启示.比较教育研究，257（6）：76-77.

宋乃庆，邵忠祥.2014.义务教育学生营养改善计划实施的问题与对策.中国教育学刊，（10）：1-4.

陶行知.2008.陶行知文集.南京：江苏教育出版社.

童俊.2012.美国学校营养午餐制度对河南省的启示.前沿，310（8）：135-140.

王思斌.2009.我国适度普惠型社会福利制度的建构.北京大学学报（哲学社会科学版），46（3）：58-65.

吴秀霞.2013.公众网络参与下公共政策制定的机制研究——以"农村义务教育学生营养改善计划"的出台为例.学理论，（6）：1-4.

徐海泉，胡小琪.2014.农村义务教育学生营养改善计划的效益和挑战.中国学校卫生，35（12）：1766-1767.

徐海泉，张倩，甘倩，等.2015.农村学生营养改善计划地区学生营养知识状况.中国学校卫生，36（5）：676-678.

许凤鸣，武小艳，娄晓民，等.2018.河南省营养改善计划不同供餐模式满意度分析.现代预防医学，45（5）：810-813.

杨兰，李亚军.2013."营养改善计划"后的农村中小学供餐管理.中小学管理，（12）：45-47.

俞可平.2001.治理理论与中国行政改革（笔谈）——作为一种新政治分析框架的治理和善治理论.新视野，（5）：35-39.

张帆，胡小琪，张倩，等.2016.国内外学生营养餐的膳食模式与供餐方式.中国食物与营养，22（3）：76-79.

张帆，张倩，徐海泉，等.2014.全国农村义务教育学生营养改善计划供餐和运作模式.中国学校卫生, 35（3）：418-420.

张海柱. 2013. 政策议程设置中的社会建构逻辑——对"农村义务教育学生营养改善计划"的分析. 学术论坛, 36（3）：174-180.

朱玉春, 乔文, 王芳. 2010. 农民对农村公共品供给满意度实证分析——基于陕西省 32 个乡镇的调查数据. 农业经济问题, 31（1）：59-66.

Bundy D，Burbano C，Grosh M，et al. 2009. Rethinking School Feeding：Social Safety Nets，Child Development and the Education Sector. Washington，D. C：The World Bank.

Children's Food Trust. 2015. Nursery World and Children's Food Trust Childcare Food Survey. Sheffield：Children's Food Trust.

Drake L，Woolnough A，et al. 2016. Global School Feeding Sourcebook：Lessons from 14 Countries. London：Imperial College Press.

Frey B，Stutzer A. 2000. Happiness，economy and institutions. The Economic Journal，110（466）：918-938.

Kaklamanou D，Pearce J，Nelson M. 2012. Food and academies：A qualitative study. School Food Trust.

Nelson M，Nicholas J，Riley K，et al. 2012. Seventh annual survey of take up of school lunches in England. Children's School Food Trust.

Oji M. 2012. Promoting dietary education through school lunch programmes in Japanese schools. Director of School Health Education Division，Workshop on School Feeding System in APEC Economies.

Sweeney J C，Soutar G N. 2001. Consumer perceived value：The development of a multiple item scale．Journal of Retailing，77（2）：203-220.

World Bank. 2015. Country Classification. http：// data.worldbank.org/about/country-classification ［2015-10-20］.

World Food Program. 2013. 2013-State of school feeding worldwide. https：//www.wfp.org/publications/state-school-feeding-worldwide-2013［2013-10-20］.

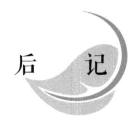

后 记

　　改善贫困地区农村学生营养健康状况，提升他们的身体素质，是教育脱贫攻坚、促进教育公平的重要举措。营养改善计划实施几年来取得了显著成效，受益学生覆盖面不断扩大，食堂供餐比例大幅提高，学生营养状况明显改善。看到农村学生体质得到改善，我们由衷高兴，这也是我们写作本书的动力源泉。本书对营养改善计划的发展过程、实施效果、地方经验、国际案例进行了较为系统的研究，并对如何实施好这项政策提出了建议。

　　本书是集体智慧的结晶，由中国教育科学研究院教育督导评估研究所研究人员及相关领域专家合力完成。本书整体构想、写作框架和组织编写工作由任春荣负责。各章节具体分工为：第一章第一节、第二节由左晓梅撰写，其中"试点工作的阶段性效果"部分由中国疾控中心营养所张倩撰写、"课间营养餐"项目部分由福建省教育厅学生资助中心郑永红撰写，第三节由余蓉蓉撰写，本章由左晓梅统稿；第二章第一节和第五节由任春荣撰写，第二、三、四、六节分别由张文静、吴建涛、程蓓、余蓉蓉撰写；第三章由张文静，重庆丰都县、宁夏彭阳县、吉林安图县等地教育局共同撰写；第四章由武向荣撰写；第五章第一节由张文静、程蓓撰写，第二节由任春荣撰写。全书由余蓉蓉、任春荣统稿。

　　在书稿的写作过程中，中国教育科学研究院各级有关领导给予了关心和指导，全国学生营养办给予了大力支持，有关样本地区营养办协助完成调查调研工作，在此一并表示衷心感谢！